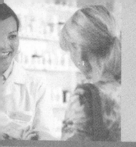

用药咨询标准化手册丛书

总主编 赵国生 王鲁明

U0391858

血脂异常用药咨询
标准化手册

北京市医院管理局　组织编写

主　审　魏永祥　陈　方　孙忠实

主　编　林　阳

副主编　方振威　罗亚玮　石秀锦

编　者（以姓氏汉语拼音为序）

白玉国　方振威　付　欣　林　阳

罗亚玮　石　佳　石秀锦　所　伟

王　静　魏娟娟　张　琳　张　沫

郑青敏　周　洋

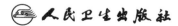

人民卫生出版社

图书在版编目（CIP）数据

血脂异常用药咨询标准化手册/林阳主编. —北京：人民
卫生出版社，2016
（用药咨询标准化手册丛书）
ISBN 978-7-117-22144-3

Ⅰ.①血… Ⅱ.①林… Ⅲ.①高血脂病-用药法-咨询-
手册 Ⅳ.①R589.205-62

中国版本图书馆CIP数据核字（2016）第074390号

人卫社官网	www.pmph.com	出版物查询，在线购书
人卫医学网	www.ipmph.com	医学考试辅导，医学数
		据库服务，医学教育资
		源，大众健康资讯

用药咨询标准化手册丛书
血脂异常用药咨询标准化手册

组织编写： 北京市医院管理局
主　　编： 林　阳
出版发行： 人民卫生出版社（中继线 010-59780011）
地　　址： 北京市朝阳区潘家园南里 19 号
邮　　编： 100021
E - mail： pmph @ pmph.com
购书热线： 010-59787592　010-59787584　010-65264830
印　　刷： 三河市尚艺印装有限公司
经　　销： 新华书店
开　　本： 787×1092　1/32　**印张：** 3.5
字　　数： 53千字
版　　次： 2016年5月第1版　2017年12月第1版第 2 次印刷
标准书号： ISBN 978-7-117-22144-3/R·22145
定　　价： 10.00 元

打击盗版举报电话：010-59787491　E-mail: WQ @ pmph.com
（凡属印装质量问题请与本社市场营销中心联系退换）

丛书编委会

主 任 委 员　封国生　于鲁明

副主任委员　边宝生　颜　冰　林　阳

编　　　委（按姓氏笔画排序）

王咏梅	王晓玲	王家伟	方振威	孔繁翠
石秀锦	冯　欣	刘丽宏	刘秀平	刘珊珊
闫素英	孙忠实	孙路路	纪立伟	杨　勇
沈　素	张君莉	张晓乐	张艳华	林晓兰
所　伟	周　洋	胡永芳	战寒秋	袁锁中
聂建明	郭桂明	郭振勇	曹俊岭	黑文明
鄢　丹	甄健存	蔡　郁	魏娟娟	

3

序一

　　药学服务是临床服务团队的重要组成部分,用药咨询又是药学服务常规的核心任务之一。随着医改的深入,药师的工作重点正从传统的"以药品保障为中心"向"以药学服务为中心"转变,时代给药师的用药咨询工作提出了更高的要求和更好的发展机遇。

　　用药咨询工作不是孤立的,需要完整的配套体系的建设。首先是政府的引导和学术机构的支持,才能集合行政和专业资源启动和持续发展。北京市医院管理局以管理创新的理念,在2014年率先在国内提出医院用药咨询中心建设工作方案,开启了用药咨询工作规范化管理的新阶段,将记入中国医院药学服务的史册。

　　用药咨询工作需要的技术支撑包括权威数据库,工具书,案头参考书,专家团队及稳定的工作平台等部分。本书内容选自北京市属22家医院临床用药咨询的实际案例,经过对咨询问题的梳理和定向文献检索及评估后,给出标准化的有根有据的答案。咨询问题涵盖各科临床用药，内容丰富，解答简明，形式新颖，方便实用，可作为药师咨询的标配案头参考书。此外读者不仅知道了用药咨询的答案，也学习到处理类似用药咨询的路径和方法。

医药科学进步和人类健康需求是永恒的，用药咨询要与之保持同步发展，希望本书能持续进步，成为用药咨询的经典之作。

感谢北京市医院管理局和编写团队对我国药学服务的贡献。

李大魁

2016年1月

序二

随着我国医药卫生事业的发展,医院药师除了完成基本的药品供应保障任务外,在提升百姓药学服务质量、促进临床合理用药、保障患者用药安全等方面也发挥了越来越重要的作用。用药咨询工作集中体现了药师的专业服务能力。在2014年,北京市医院管理局提出了市属医院用药咨询中心建设工作方案,明确了中心的工作目标、工作安排、保障措施、实施步骤等。2014年3月,市属医院用药咨询中心建设现场会在北京安贞医院召开,第一批用药咨询中心正式挂牌。之后,全市所有市属医院均建立了用药咨询中心,并通过了市医管局组织的验收,至今已顺利运行2年。

各家市属医院高水平的用药咨询服务,使得临床用药更加合理、患者药品使用更加规范,降低了因药物使用不当造成的安全隐患,节约了患者药品花费,成为医院药学服务的新亮点。在获得社会普遍称赞的同时,咨询药师在一线工作过程也积累了大量咨询服务经验及常用药品的典型咨询问题。为了能够更好地汇总各家医院经验,形成一整套可以推广的咨询服务标准体系,北京市医院管理局委托首都医科大学附属北京安贞医院组织所有市属医院,针对各自优势学科开展咨询服务标准化的研究,最终形成了本套手册丛书。

本丛书编写人员在编写过程中,归纳了临床用药咨询中常用药品及典型咨询问题,编写人员运用科学方法开展文献调研,并结合自身工作经验总结了标准解答,再加上资深临床医学与药学专家充分审阅与把关,力争能够形成一套可以指导一线咨询药师从事用药咨询工作的操作手册,从而提升药学服务能力。

全套丛书按照常见系统疾病分成若干分册,每册以典型咨询问题为主线,涵盖了该病种常用的药品使用中易出现的问题,总结了所列问题的标准解答和参考资料,旨在指导一线工作的咨询药师、临床药师及调剂药师,使其能够具备基本的解答能力与技巧。

由于编者水平有限及时间仓促,难免有所遗漏甚至错误,望各位读者朋友能够多多反馈指正,并提出宝贵意见。

丛书编委会

2016年1月

前言

随着我国经济的发展，人民对于高水平的用药咨询指导，特别是对如血脂异常等常见病、多发病的指导有了更高的要求。血脂异常是动脉粥样硬化性心血管疾病(包括冠心病、缺血性卒中和外周动脉疾病)最重要的危险因素，而调脂药物的治疗存在疗程长、涉及药物品种多、药物间相互作用复杂等特点。为了能够更好地提供专业、标准的调脂药物用药咨询服务指导，满足咨询药师的实际需要，促使我们编写此书。

本书为《用药咨询标准化手册丛书》分册之一，按照丛书编写的总体思路与要求，在编写过程中，首先归纳整理了近几年来在实际用药咨询服务工作中经常出现的各类调脂药物用药问题，力求每一个咨询问题能够解决某一方面的知识要点；之后，按照药品适应证/受益人群、药物间比较、服药方法、用药疗程、不良反应、药物相互作用等问题类型分别进行了梳理；最后，结合国内外最新指南、专家共识、相关文献以及各类调脂药物说明书，逐一对每一个问题进行标准化的解答并编辑成册。

本书编者均来自首都医科大学附属北京安贞医院,在心血管疾病特别是调脂药物的用药咨询与指导方面有较为丰富的经验和许多创新性的观点。编写中,编者紧密围绕常见的咨询问题,以案例的形式来呈现涉及的知识点、知识链接、问题解答及资料来源,希望在一定程度上能够规范对调脂药物用药咨询常见问题的解答,为从事用药咨询工作的药师、医师以及对有相关知识需求的患者提供帮助,最终能够有助于提升整体咨询水平及服务标准,更好地服务于患者。

由于编者水平有限,且国内在调脂药物规范性的用药咨询指导方面还没有很好的可供借鉴的资料,因此,本书难免有疏漏甚至错误之处,还希望读者朋友反馈指正,多提宝贵意见,以便再版时补充和改正。

编　者

2016年3月

目录

制不佳住院。入院检查发现甘油三酯特别高，达13mmol/L，为了避免发生急性胰腺炎，医生处方了非诺贝特。住院3天后，甘油三酯显著下降至5mmol/L。医生咨询非诺贝特的起效时间。 …30

十三、药理作用

一、基础知识

咨询问题1 李大爷得了血脂异常,医生建议他吃他汀类药物。社区的赵大爷也得了血脂异常,吃的药却是非诺贝特。咨询怎么一种病用药却完全不同?

知识类型 基础知识

知识链接 血脂是血浆中的胆固醇、甘油三酯(triglyceride, TG)和类脂(如磷脂)等的总称。与临床密切相关的血脂主要是胆固醇和甘油三酯。血液循环中的胆固醇和甘油三酯必须与特殊的蛋白质即载脂蛋白(apolipoprotein, apo)结合形成脂蛋白,才能被运输至组织进行代谢。血脂异常常用的血清学指标包括总胆固醇(total cholesterol, TC)、低密度脂蛋白胆固醇(low density lipoprotein-cholesterol, LDL-C)、高密度脂蛋白胆固醇(high density lipoprotein-cholesterol, HDL-C)和甘油三酯。血脂异常包括高胆固醇血症、高甘油三酯血症、低高密度脂蛋白胆固醇血症和混合型血脂异常4种类型。表1为常见的血脂检查报告单。

问题解答 李大爷的血脂检查中低密度脂蛋白胆固醇升高,为4.1mmol/L,而甘油三酯正常,所以医生建议他服用专门降低总胆固醇和低密度脂蛋白胆固醇的他汀类药物;而赵大爷属于高甘油三酯血症,甘油三酯为3.7mmol/L,故服用了降低甘油三酯的贝特类药物。

表1 血脂检查报告单

项目名称	结果	单位	参考范围
TG	1.36	mmol/L	0.00~1.70
TC	4.76	mmol/L	3.10~5.20
HDL-C	1.48	mmol/L	1.04~1.55
LDL-C	2.70	mmol/L	正常人群1.27~3.12;高危人群<2.59;极高危人群<2.07

-------------------- 资料来源 --------------------

[1] 中国成人血脂异常防治指南制定联合委员会. 中国成人血脂异常防治指南[J]. 中华心血管病杂志,2007,35(5):390-419

咨询问题2 周大妈身体一直挺好,也无任何不适,体检发现低密度脂蛋白胆固醇升高,医生建议她服用他汀类药物。她很纳闷,自己没啥症状为什么要吃药呢?

知识类型 基础知识

知识链接 血脂异常被称为"沉默的杀

手"，其中以低密度脂蛋白胆固醇增高为主要表现的高胆固醇血症是动脉粥样硬化性心血管疾病（atherosclerotic cardiovascular disease，ASCVD，包括冠心病、缺血性卒中以及外周动脉疾病）最重要的危险因素。循证医学证据表明，血浆胆固醇降低1%，冠心病事件的危险性可降低2%。因此，实施合理的治疗方案，包括治疗性生活方式改变（therapeutic life-style change，TLC）和调脂药物治疗，我们不仅可以控制血脂水平，更可以降低动脉粥样硬化性心血管疾病的危险。

问题解答 周大妈虽然没有出现任何不适，但低密度脂蛋白胆固醇升高会增加动脉粥样硬化性心血管疾病的风险，通过他汀类药物治疗可以降低上述疾病的发生率和严重程度。

------------ 资料来源 ------------

[1] 中国成人血脂异常防治指南制定联合委员会. 中国成人血脂异常防治指南[J]. 中华心血管病杂志,2007,35(5): 390-419

咨询问题3 周大妈听说血脂异常可能引起冠心病等严重后果后非常担心,咨询血脂异常可以治好吗?

知识类型 基础知识

知识链接 实施合理的治疗方案（治疗性生活方式改变联合必要的调脂药物治疗）可以

有效地降低动脉粥样硬化性心血管疾病的发生率和严重程度,包括冠心病、缺血性卒中和外周动脉疾病。

首先,由于血脂异常与生活方式密切相关,所以治疗性生活方式改变是控制血脂异常的基本和首要措施。无论是否进行调脂药物治疗,每位血脂异常患者都必须坚持治疗性生活方式改变,包括合理膳食、适量运动、控制体重、戒烟限酒、心理平衡等。

其次,专科医生会根据患者是否已有冠心病或冠心病等危症以及有无其他心血管危险因素,结合血脂水平全面评估患者的心血管病综合危险,以决定是否需要调脂药物治疗并制定血脂的治疗目标。

问题解答 周大妈虽然患有血脂异常,但通过实施合理的治疗方案,不仅可以改善血脂水平,更能够有效防治冠心病等事件。首先,她需要采取治疗性生活方式改变;其次,她需要去专科医生那里评估是否需要调脂药物治疗,并制定合适的治疗方案和控制目标。

-------------------- **资料来源** --------------------

[1] 中国成人血脂异常防治指南制定联合委员会. 中国成人血脂异常防治指南[J]. 中华心血管病杂志,2007,35(5):390-419

二、治疗性生活方式改变

咨询问题4 魏女士体检发现胆固醇升高,医生建议她要改善生活方式,注意饮食和运动。魏女士咨询有没有更具体的指导?

知识类型 治疗性生活方式改变

知识链接 单纯饮食控制和运动可使胆固醇降低7%~9%,即使正在服用降胆固醇药物,也应坚持健康饮食和规律运动。

血脂异常防治饮食指南建议:①控制总热量:主食每天4两(女)、6两(男),以全麦面包、燕麦、糙米、土豆、南瓜为佳,少吃点心,不吃油炸食品;②减少饱和脂肪酸的摄入:少吃肥肉,每天每人烹调用油<25克;③增加不饱和脂肪酸的摄入:每周吃2次鱼,用橄榄油或茶籽油代替其他烹调用油;④控制胆固醇的摄入:不吃动物内脏,蛋黄每周不超过2个,建议用脱脂奶代替全脂奶;⑤每天蔬菜1斤、水果1~2个,适量豆制品。

规律运动"一三五七":一指每天锻炼一次;三指每次至少30分钟;五指每周至少运动五次;七指运动时心率=170−年龄。

问题解答 结合上述背景知识,可以告诉魏女士单纯饮食控制和运动可使胆固醇降低7%~9%,即使开始服用降胆固醇药物,也应该坚持健康饮食和规律运动。具体措施,可结合上述资料。

------------------------------- 资料来源 -------------------------------

[1] 中华人民共和国国家卫生和计划生育委员会."防治血脂异常与心肌梗死和脑血栓"知识要点[EB/OL]. http://www. moh. gov. cn/mohbgt/s10331/200804/19103. shtml,2007-08-16

三、血脂异常危险分层

咨询问题5 王女士患有糖尿病,平素血糖控制良好,同时血脂检查一直正常,医生却处方了阿托伐他汀20mg/d。王女士咨询医生是不是开错药了?

知识类型 血脂异常危险分层

知识链接 很多人都认为化验单上只要没有箭头(↑↓)就代表一切正常,但对于血脂检查,这是错误的认识。调脂治疗最重要的目的是防治动脉粥样硬化性心血管疾病(包括冠心病、缺血性卒中和外周动脉疾病)。然而,个体患心血管疾病的危险性不仅取决于具有某一危险因素的严重程度,更取决于个体同时具有危险因素的数目。危险因素的数目和严重程度共同决定了个体发生心血管疾病的危险程度,称之为心血管疾病综合危险。

根据心血管疾病综合危险的大小可将人群分为低危、中危、高危和极高危四组,分别制定不同的血脂控制目标,低危组(LDL-C<4.14mmol/L)、中危组(LDL-C<3.37mmol/L)、高危组(LDL-C<2.59mmol/L)、极高危组(LDL-C<2.07mmol/L)。因此,单纯看化验单上有无箭头是不可取的,一定要先进行危险分层,明确个体的目标值(表2)。

表2 血脂异常危险分层

危险分层	LDL-C（3.37~4.12mmol/L）	LDL-C（≥4.14mmol/L）
无高血压且其他危险因素数目<3	低危	低危
高血压或其他危险因素数目≥3	低危	中危
高血压且其他危险因素数目≥1	中危	高危
冠心病及其等危症	高危	高危
急性冠状动脉综合征或缺血性心血管疾病合并糖尿病	极高危	极高危

注：①其他危险因素含：年龄（男≥45岁，女≥55岁）、吸烟、低高密度脂蛋白胆固醇、肥胖和早发缺血性心血管疾病家族史；②冠心病包括：急性冠状动脉综合征（包括不稳定型心绞痛和急性心肌梗死）、稳定型心绞痛、陈旧性心肌梗死、有客观证据的心肌缺血、冠状动脉介入治疗（percutaneous coronary intervention, PCI）及冠状动脉旁路移植术（coronary artery bypass grafting, CABG）后患者；③冠心病等危症是指非冠心病患者10年内发生主要冠状动脉事件的危险与已患冠心病者同等，新发和复发缺血性心血管事件的危险>15%，包括：a. 糖尿病；b. 有临床表现的冠状动脉以外动脉的动脉粥样硬化，包括缺血性脑卒中、外周动脉疾病、腹主动脉瘤和症状性颈动脉病（如短暂性脑缺血）等；c. 有多种危险因素者发生主要冠状动脉事件的危险相当于已确立的冠心病，心肌梗死或冠心病死亡的10年危险>20%

问题解答 王女士患有糖尿病,低密度脂蛋白胆固醇为3.08mmol/L。糖尿病是冠心病的等危症,王女士属于血脂异常危险分层中的"高危"组,应当将低密度脂蛋白胆固醇控制在2.59mmol/L,所以她需要长期服用他汀类药物。

-------------------------- 资料来源 --------------------------

[1] 中国成人血脂异常防治指南制定联合委员会. 中国成人血脂异常防治指南[J]. 中华心血管病杂志,2007,35(5):390-419

四、他汀类药物获益人群

咨询问题6 周大爷今年59岁,患有高血压、脑梗死多年,服用药物中有瑞舒伐他汀。周大爷血脂并不高,咨询为什么要吃瑞舒伐他汀?

知识类型 他汀类药物获益人群

知识链接 2013年美国ACC/AHA降胆固醇治疗指南明确他汀类药物4类获益人群:①已有临床动脉粥样硬化性心血管疾病的患者;②LDL-C≥190mg/dl的患者;③LDL-C 70~189mg/dl、无临床动脉粥样硬化性心血管疾病、40~75岁的糖尿病患者;④LDL-C 70~189mg/dl、40~75岁、无临床动脉粥样硬化性心血管疾病或糖尿病,估计10年动脉粥样硬化性心血管疾病风险≥7.5%的患者。(胆固醇单位换算:1mmol/L= 1mg/dl × 0.0259)

问题解答 周大爷患有脑梗死,属于2013年美国ACC/AHA降胆固醇治疗指南中明确的他汀类药物4类获益人群中的第一类,即已有临床动脉粥样硬化性心血管疾病的患者,所以应当坚持长期、甚至终生调脂治疗。

---------------------------------- 资料来源 ----------------------------------

[1] Stone NJ, Robinson JG, Lichtenstein AH, et al. 2013 ACC/AHA guideline on the treatment of blood cholesterol to reduce atherosclerotic cardiovascular risk in adults: a report of the American College of Cardiology/American Heart Association task force on practice guidelines[J]. Circulation,2014,129 : S1-S45

五、调脂药物分类

咨询问题7 张大爷是大学退休教授,对使用的药物总要问个明白。他咨询当前调脂药物的主要类别及主要差别。

知识类型 调脂药物分类

知识链接 调脂药物主要可分为两大类:一类以降低胆固醇水平为主,包括他汀类药物、依折麦布、普罗布考等;一类以降低甘油三酯水平为主,包括贝特类、烟酸类及多不饱和脂肪酸类。

大量研究证实降低低密度脂蛋白胆固醇水平可以显著减少动脉粥样硬化性心血管疾病风险。虽然,流行病学研究发现,高密度脂蛋白胆固醇和甘油三酯水平与动脉粥样硬化性心血管疾病的发病存在相关性。然而,近年来所完成的多项以升高高密度脂蛋白胆固醇和(或)降低甘油三酯为治疗目标的药物试验均未能降低主要心血管终点事件的发生率。综上,目前仍建议以低密度脂蛋白胆固醇作为干预血脂异常的主要靶点,首选他汀类药物治疗。在保证低密度脂蛋白胆固醇达标的前提下,力争将高密度脂蛋白胆固醇和甘油三酯控制在理想范围。若甘油三酯严重升高（≥5.6mmol/L）时，为降低急性胰腺炎风险，此时应首选贝特类或烟酸类药物治疗。

问题解答 目前主要有两大类调脂药物，分别以降低胆固醇和降低甘油三酯为主。应根据血脂异常的类型与严重程度选择单用或联合应用不同种类的调脂药物。

---------------------------------- 资料来源 ----------------------------------

[1] 2014年中国胆固醇教育计划血脂异常防治建议专家组,中华心血管病杂志编辑委员会,血脂与动脉粥样硬化循证工作组,等. 2014年中国胆固醇教育计划血脂异常防治专家建议[J]. 中华心血管病杂志,2014,42（8）:633-636

六、他汀类药物比较

咨询问题8 医生建议石女士服用他汀类药物以降低胆固醇水平,她上网一查,发现有很多种他汀,咨询应该怎么选择?

知识类型 他汀类药物比较

知识链接 1973年日本远藤章教授及其同事从桔青霉菌中分离出第一个他汀——美伐他汀(康帕丁),被誉为"他汀之父"。可惜的是,由于多种严重不良反应,康帕丁最终没有上市。之后,陆续有七个他汀类药物上市应用于临床,分别为洛伐他汀(1987年)、辛伐他汀(1988年)、普伐他汀(1989年)、氟伐他汀(1993年)、阿托伐他汀(1997年)、瑞舒伐他汀(2003年)及匹伐他汀(2003年)。

在药效学水平,他汀类药物均通过抑制羟甲基戊二酰辅酶A(hydroxymethylglutaryl-coenzyme A,HMG-CoA)还原酶活性,来发挥降低胆固醇自身合成的药理作用,但作用强弱不同。在药动学水平,他汀类药物在吸收、分布、代谢、排泄上存在重大差异,导致各自不同的药物相互作用(表3)。

表3　他汀类药物药代动力学差异

	匹伐他汀	瑞舒伐他汀	阿托伐他汀	辛伐他汀	洛伐他汀	普伐他汀	氟伐他汀
吸收(%)	75	50	30	60~80	30	34	98
脂溶性	+	−	+	+	+	−	+
生物利用度(%)	51	20	12	5	5	18	6
蛋白结合率(%)	>99	88	>98	94~98	>95	43~45	>99
半衰期(h)	13	20.8	15~30	2~3	2.9	1.3~2.8	4.7
CYP酶	2C9/2C8 (少量)	2C9/2C19 (10%)	3A4	3A4	3A4	−	2C9
OATP1B1	+	+	+	+	+	+	+
MDR1/P-gp	+	−	+	+	+	+	−

注：细胞色素P450酶(cytochrome P-450, CYP)；有机阴离子转运多肽(organic anion transporting polypeptides, OATP)；多药耐药(multidrug resistance, MDR)；P-糖蛋白(p-glycoprotein, P-gp)

问题解答 目前有7种他汀类药物应用于临床,它们的作用机制、药理作用基本相同,但降低低密度脂蛋白胆固醇的能力有强有弱。此外,由于药动学的差异,这些他汀类药物在相互作用方面存在明显差异。选择时,需要结合作用强度及合并用药情况综合考虑。此外,药品价格、可获取性及耐受情况也需要考虑。

-------------------------- 资料来源 --------------------------

[1] Corsini A, Ceska R. Drug-drug interactions with statins: will pitavastatin overcome the statins' Achilles' heel[J]. Curr Med Res Opin, 2011, 27 (8): 1551-1562

[2] Endo A. A gift from nature: the birth of the statins[J]. Nat Med, 2008, 14(10): 1050-1052

咨询问题9 王先生一直服用氟伐他汀80mg/d,此次就诊,氟伐他汀暂时缺药,医生建议改服阿托伐他汀。拿到处方后才发现剂量仅10mg/d,王先生咨询怎么剂量相差了8倍,能有效果吗?

知识类型 他汀类药物比较

知识链接 在进行调脂治疗时,应将低密度脂蛋白胆固醇作为首要目标。由于每个患者的身体状况和对他汀类药物的耐受程度不同,用药效果和不良反应会有所差异,医生可能会在使用中根据具体情况调换药品。不同的他汀类药物治疗适应证是相同的,但要达到相应的效果,剂量会有所不同,因此更换不同的他汀类药物时,剂量也要随之调整。如,虽然剂量差了8倍,氟伐他汀80mg与阿托伐他汀10mg却是等效剂量,均可使低密度脂蛋白胆固醇下降40%左右(表4为他汀类药物等效剂量表)。对同一种他汀类药物,在剂量翻倍时,其降低低密度脂蛋白胆固醇的幅度仅增加6%,称为他汀类药物的"6%原则"。

表4　他汀类药物等效剂量关系

LDL-C↓	辛伐他汀	普伐他汀	氟伐他汀	匹伐他汀	阿托伐他汀	瑞舒伐他汀
30%	10mg	20mg	40mg	1mg	–	–
38%	20mg	40mg	80mg	2mg	10mg	–
41%	40mg	–	–	4mg	20mg	5mg
47%	–	–	–	–	40mg	10mg
55%	–	–	–	–	80mg	20mg

【问题解答】 虽然阿托伐他汀(10mg)剂量仅是氟伐他汀(80mg)的八分之一,但二者降低低密度脂蛋白胆固醇的疗效却是相当的,属于等效剂量,可以替换使用。

17

-------------------------------- 资料来源 --------------------------------

[1] 2014年中国胆固醇教育计划血脂异常防治建议专家组,中华心血管病杂志编辑委员会,血脂与动脉粥样硬化循证工作组,等. 2014年中国胆固醇教育计划血脂异常防治专家建议[J]. 中华心血管病杂志,2014,42(8):633-636

咨询问题10 王先生在报纸上看到可以将他汀类药物分为高强度、中强度和低强度,咨询是不是高强度他汀最好?

知识类型 他汀类药物比较

知识链接 2013年美国ACC/AHA降胆固醇治疗指南根据降低低密度脂蛋白胆固醇的幅度将他汀类药物疗法分为3类(表5),分别是高强度(可使LDL-C降低≥50%)、中等强度(可使LDL-C降幅达到30%~50%)和低强度(可使LDL-C降幅<30%)。该指南摒弃了低密度脂蛋白胆固醇治疗目标值,明确了他汀类药物治疗的最可能获益人群,以及不同患者应选择的治疗强度。但需要注意的是,该指南是针对美国人群制定的。

与白种人相比,我国人群平均胆固醇水平明显低于欧美国家居民。我国大多数患者经过中等强度甚至低强度的他汀类药物治疗即可使低密度脂蛋白胆固醇达标。此外,我国人群

对于高强度他汀类药物治疗的耐受性较白种
人差,治疗费用显著高于欧美国家。因此,在学
习借鉴2013年ACC/AHA降胆固醇治疗指南时,
应坚持高强度是原则,剂量应个体化。在保证
降低动脉粥样硬化性心血管疾病事件的前提
下,选用适合的他汀类药物和适合的剂量,以获
取合理的经济学代价与最佳疗效/安全性平衡。

表5　他汀类药物治疗的剂量强度

高强度	中等强度	低强度
每日剂量可降低LDL-C≥50%	每日剂量可降低LDL-C30%~50%	每日剂量可降低LDL-C<30%
阿托伐他汀40（80）mg 瑞舒伐他汀20（40）mg	阿托伐他汀10(20)mg 氟伐他汀40mg×2次/天 氟伐他汀XL*80mg 洛伐他汀40mg 匹伐他汀2~4mg 普伐他汀40(80)mg 瑞舒伐他5(10)mg 辛伐他汀20~40mg	辛伐他汀10mg 氟伐他汀20~40mg 洛伐他汀20mg 匹伐他汀1mg 普伐他汀10~20mg

注: 我国批准的最大剂量瑞舒伐他汀≤20mg/d; 普伐他
汀≤40mg/d; *: 缓释制剂

问题解答 他汀类药物疗法的治疗强度
是根据降低低密度脂蛋白胆固醇的幅度划分
的,临床上应根据患者的具体情况确定个体化

的他汀类药物用药剂量,在追求低密度脂蛋白胆固醇达标的前提下,需要考虑安全性、耐受性和治疗费用。不同强度的他汀类药物疗法并没有优劣之分。

------------------------------ 资料来源 ------------------------------

[1] Stone NJ, Robinson JG, Lichtenstein AH, et al. 2013 ACC/AHA guideline on the treatment of blood cholesterol to reduce atherosclerotic cardiovascular risk in adults: a report of the American College of Cardiology/American Heart Association task force on practice guidelines[J]. Circulation, 2014, 129: S1-S45

[2] 2014年中国胆固醇教育计划血脂异常防治建议专家组,中华心血管病杂志编辑委员会,血脂与动脉粥样硬化循证工作组,等. 2014年中国胆固醇教育计划血脂异常防治专家建议[J]. 中华心血管病杂志,2014,42(8):633-636

七、药物疗效

咨询问题11 刘女士今年66岁,患有冠心病、糖尿病,但她的低密度脂蛋白胆固醇水平并不高。咨询如果长期吃他汀类药物会不会降得太低,反而对身体造成伤害?

知识类型 药物疗效

知识链接 2007年发表在Circulation的一项研究显示,基线LDL-C<60mg/dl的患者使用他汀类药物可以改善生存率,即使LDL-C<40mg/dl的患者也可改善生存率(图1)。这些患者应用他汀类药物并未发现肿瘤、转氨酶升高或横纹肌溶解显著增加风险。

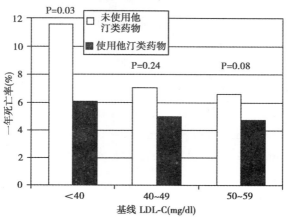

图1 基线LDL-C<60mg/dl 时应用他汀类药物的生存率

通常,低密度脂蛋白胆固醇低至25~60mg/dl足够满足生理需要。新生儿的低密度脂蛋白胆固醇为30mg/dl,提示如此低水平的低密度脂蛋白胆固醇是安全的。家族性低β脂蛋白血症患者低密度脂蛋白胆固醇可终身小于15mg/dl,但发育正常,而且能够长寿。

无论选择何种他汀类药物,何种剂量,一般服药一个月后即可达到稳态,维持原剂量长期使用不会再进一步降低。大多数研究显示,强化他汀治疗后低密度脂蛋白胆固醇一般仍大于40mg/dl。

问题解答 刘女士是否需要服用他汀类药物需要根据她的心血管病综合危险决定。他汀类药物通常不会使低密度脂蛋白胆固醇降至过低而对身体造成损害,而且服药一个月后药效可达稳态,继续使用不会进一步降低。

-------------------- 资料来源 --------------------

[1] Leeper NJ, Ardehali R, deGoma EM, et al. Statin use in patients with extremely low low-density lipoprotein levels is associated with improved survial[J]. 2007,116(6): 613-618

八、用药方法

咨询问题12 郑女士患有冠心病、高血压,服用药物比较多,咨询调脂药物应该什么时间服用?

知识类型 用药方法

知识链接 常用的调脂药物包括"他汀类"和"贝特类"。他汀类药物通过选择性抑制HMG-CoA还原酶活性,阻断肝脏合成胆固醇。因为胆固醇的合成主要在夜间进行,所以此类药物在晚上入睡前服用最好。"贝特类"药物主要用于降低甘油三酯水平,200mg规格的非诺贝特微粒化胶囊每日仅需服用一粒,与餐同服。

问题解答 他汀类药物通常建议睡前服用,而非诺贝特微粒化胶囊建议与餐同服。

-------- 资料来源 --------

[1] 非诺贝特胶囊药品说明书,生产企业:上海雅培贸易有限公司,商品名:力平之,修改日期:2014.5.26

咨询问题13 王先生患高血压、血脂异常很多年了,医生一直让他早上空腹吃降压药、睡前吃调脂药,可是这次医生开了一种复方药,叫"氨氯地平阿托伐他汀钙片",里面既有降压药、又有调脂药,这种药到底该早上吃还是晚上吃?

知识类型 用药方法

知识链接 他汀类药物通过竞争性抑制HMG-CoA还原酶活性,可以阻断胆固醇的自身合成。因为内源性胆固醇主要在夜间合成,故睡前服用他汀类药物可以在合成高峰时达到药物浓度高峰,发挥更大的疗效。而阿托伐他汀和瑞舒伐他汀由于半衰期长(表6),可以在一天中的任何时间服用,不受进餐影响。氟伐他汀缓释片也可在每天任意时间服用,无论进食与否。

表6　他汀类药物的半衰期

	辛伐他汀	普伐他汀	氟伐他汀	匹伐他汀	阿托伐他汀	瑞舒伐他汀
半衰期(h)	2~3	1.3~2.8	4.7	13	15~30	20.8

问题解答 阿托伐他汀为长效他汀类药物,可以在一天中任何时间服用。故复方药"氨氯地平阿托伐他汀钙片"可以按照降压药的服用时间早上服用。

---------------- 资料来源 ----------------

[1] Corsini A, Ceska R. Drug-drug interactions with statins: will pitavastatin overcome the statins' Achilles' heel[J]. Curr Med Res Opin, 2011, 27（8）: 1551-1562

[2] 瑞舒伐他汀钙片药品说明书, 生产企业: IPR PHARMACEUTICALS INCORPORATED, 商品名: 可定, 修改日期: 2014. 01. 02

[3] 阿托伐他汀钙片药品说明书, 生产企业: 辉瑞制药有限公司, 商品名: 立普妥, 修改日期: 2014.12.29

[4] 氟伐他汀钠缓释片药品说明书, 生产企业: 北京诺华制药有限公司, 商品名: 来适可, 修改日期: 2014. 02. 24

咨询问题14 王大妈之前看神经内科, 医生让她晚上临睡前服用非诺贝特。这次, 她看内分泌科, 医生却让她早餐后服用。咨询到底应该什么时间服药?

知识类型 用药方法

知识链接 单独服用非诺贝特胶囊200mg规格每日仅需一粒, 与餐同服。早上、晚上都行, 但需要每天固定在同一时间。

如果与他汀类药物联合使用, 为了避免两种药物血药浓度高峰重叠, 增加药物不良反应的发生,需要早晨服用非诺贝特,睡前服用他汀类药物。

问题解答 非诺贝特本身早上、晚上服用都可以,建议在吃饭的时候服药。但如果与他汀类药物合用,则需要错开时间,一般早晨服用非诺贝特,睡前服用他汀类药物。

-------------------------------- 资料来源 --------------------------------

[1] 非诺贝特胶囊药品说明书,生产企业:上海雅培贸易有限公司,商品名:力平之,修改日期:2014. 05. 26

咨询问题15 周大妈血脂高,医生让她服用他汀类药物。但是她担心不良反应,咨询能否隔日服用他汀?

知识类型 用药方法

知识链接 Mampuya WM等新近发表的一项研究指出,多数曾经对他汀类药物不耐受的患者都可耐受他汀类药物的再次应用。部分患者可以采取间歇性给予他汀类药物的治疗方式,同样可达到与持续给药类似的效果,并有助于降低低密度脂蛋白胆固醇水平,达到低密度脂蛋白胆固醇控制目标。

该研究共纳入1605例他汀类药物不耐受患者,所有患者随访时间不少于6个月。结果显示,中位随访31个月后,所纳入的患者中有72.5%在重启他汀类治疗后能够耐受他汀类治疗,间歇给药组($n=149$)患者的低密度脂蛋白胆固醇下降水平不及持续给药组($n=1014$)($21.3\% \pm 4.0\%$ vs.$27.7\% \pm 1.4\%$,$P<0.04$); 但与未能继续他汀类药物治疗组相比($n=442$),间歇给药组低密度脂蛋白胆固醇下降更多($21.3\% \pm 4.0\%$ vs.$8.3\% \pm 2.2\%$,$P<0.001$),而且能够达到低密度脂蛋白胆固醇治疗目标(ATPⅢ)的患者比例明显更高(61% vs.44%,$P<0.05$)。在长达8年的随访时间里,与未继续应用他汀类药物的患者相比,坚持继续应用或间歇应用他汀类药物治疗患者的全因死亡率呈下降趋势($P=0.08$)。

问题解答 隔日服用他汀类药物的效果不如连续服药。建议周大妈先采取连续服药的方案,如果确实不能耐受,可以隔日服药。

-------------------- 资料来源 --------------------

[1] Mampuya WM, Frid D, Rocco M, et al. Treatment strategies in patients with statin intolerance: the Cleveland Clinic experience[J]. Am Heart J,2013,166(3): 597-603

咨询问题16 石女士服用氟伐他汀钠缓释片，规格为80mg/片，咨询能否掰开服用？

知识类型 用药方法

知识链接 氟伐他汀钠缓释片是亲水凝胶骨架片，口服后药物外层亲水凝胶部分在液态环境下膨胀，形成凝胶层，里面的氟伐他汀以扩散方式通过凝胶层而缓慢释放。所以，不可掰开服用。

通过制成缓释片，该药可以在每天任意时间服用。如果掰开，则破坏其缓释结构，相当于40mg的普通氟伐他汀片。由于普伐他汀半衰期短，内源性胆固醇主要在夜间合成，故睡前服用可以在合成高峰时达到药物浓度高峰，发挥更大的疗效，建议睡前服用。

问题解答 掰开会破坏氟伐他汀钠缓释片的结构，无法达到延长释放的效果。建议石女士选择别的氟伐他汀的小规格普通剂型。如果非要掰开，则建议睡前服用。

------------------ 资料来源 ------------------

[1] 氟伐他汀钠缓释片药品说明书，生产企业：北京诺华制药有限公司，商品名：来适可，修改日期：2014. 02. 24

九、起效时间

咨询问题17 王先生检查发现低密度脂蛋白胆固醇升高,医生处方了阿托伐他汀,咨询用药多久血脂可以降低?

知识类型 起效时间

知识链接 阿托伐他汀药品说明书指出"治疗2周可见明显疗效,治疗4周内可见最大疗效。剂量调整时间间隔应为4周或更长"。辛伐他汀、瑞舒伐他汀等药物说明书也指出"调整剂量应间隔4周或以上"。氟伐他汀药物说明书指出"服药后,4周内达到最大降低低密度脂蛋白胆固醇作用"。表7总结了他汀类药物的起效时间和作用达峰时间。

表7 他汀类药物起效时间及作用达峰时间(Medscape)

药物	起效时间	作用达峰时间
洛伐他汀	3天	4~6周
辛伐他汀	>3天	4~6周
普伐他汀	2周	4周
氟伐他汀	3~4周	–
阿托伐他汀	3~5天	2周
匹伐他汀	2~4周	–

问题解答 他汀类药物并不是服用后立马就能起效,通常需要1个月左右才能达到最大疗效。故一般建议患者在服药一个月后复查血脂以考察药物效果并调整给药剂量。

-------------------- 资料来源 --------------------

[1] Medscape药物查询

咨询问题18 黄大爷患有糖尿病,因为血糖控制不佳住院。入院检查发现甘油三酯特别高,达13mmol/L,为了避免发生急性胰腺炎,医生处方了非诺贝特。住院3天后,甘油三酯显著下降至5mmol/L。医生咨询非诺贝特的起效时间。

知识类型 起效时间

知识链接 通常,服用非诺贝特2周左右可发挥降低甘油三酯的作用,有可能需要2个月的时间才能达到最大药效。

与一般人群相比,2型糖尿病患者中甘油三酯增高更为常见,尤其在初发和血糖控制不佳的患者中。糖尿病患者血糖控制本身即可改善血脂紊乱的状态。对于这些患者,入院后绝对素食、血糖改善、非诺贝特的综合作用可以快速降低升高的甘油三酯水平。

问题解答 非诺贝特通常需要2周左右才

能发挥疗效,1~2个月达到最大作用。黄大爷
的情况与其入院后血糖控制改善、绝对素食等
有很大关系。

------------------------------- 资料来源 -------------------------------

　[1] Medscape药物查询

十、用药疗程

咨询问题19 李先生吃了2年辛伐他汀，目前血脂各项指标均控制正常，咨询是否还需要继续服用调脂药物？

知识类型 用药疗程

知识链接 大部分血脂异常患者服用足量合适的调脂药物4~6周后，血脂可降至目标值，这时仍需继续服用调脂药物。对于少数患者服用调脂药物后出现血脂降得很低(明显低于目标值)，可考虑将调脂药物的剂量减半。调整剂量后4~6周，仍需重复检测血脂，以明确血脂是否控制在目标范围。对于多数血脂异常患者来说，停服调脂药物后1~2周，血脂即可回升到治疗前水平。

人体低密度脂蛋白胆固醇绝大多数(70%)是肝脏自身合成的。他汀类药物通过抑制HMG-CoA还原酶活性，进而阻断胆固醇的内源性合成。因此，如果停用他汀类药物，胆固醇将继续合成，低密度脂蛋白胆固醇水平升高。

2015年《血脂异常老年人使用他汀类药物中国专家共识》指出，使用他汀类药物使血脂达标后，应坚持长期服药，可根据血脂水平调整剂量甚至更换不同的他汀类药物,如无特殊原因不应停药。停用他汀类药物后血脂升高甚至反跳,使心血管事件及死亡率明显增加。

问题解答 一定不能因为血脂正常了就自行停药,低密度脂蛋白胆固醇绝大多数是由机体自身合成的,停用他汀类药物后1~2周,血脂即可回升到治疗前水平。如果李先生的低密度脂蛋白胆固醇水平明显低于目标值,可以建议其咨询专科医生是否可以尝试减量,但应密切监测血脂水平。

-------------------- 资料来源 --------------------

[1] 周玉杰,霍勇,葛均波,等. 临床心血管疾病经典问答1000问[M]. 北京:人民卫生出版社,2013

[2] 血脂异常老年人使用他汀类药物中国专家共识组. 血脂异常老年人使用他汀类药物中国专家共识[J]. 中华内科杂志,2015,54(5):467-477

咨询问题20 周先生刚植入3枚支架,出院带了很多药物,其中包括阿托伐他汀,医生没有说这些药需要吃多长时间。咨询出院拿的阿托伐他汀吃完后还应继续服用吗?

知识类型 用药疗程

知识链接 冠心病患者PCI术后的药物治疗至关重要。在用药咨询中,很多患者不清楚术后药物的服用疗程,甚至有出院带药用完就停药的现象,导致术后再堵的风险极高。

2007年《中国成人血脂异常防治指南》指出,PCI术后患者的心血管病综合危险为高危或极高危,对其低密度脂蛋白胆固醇的目标值更为严格(高危: <100mg/dl; 极高危: <80mg/dl)。

2012年《中国经皮冠状动脉介入治疗指南2012(简本)》指出,PCI术后患者无论血脂水平如何,除非存在禁忌证,所有患者均应使用他汀类药物。

2013年ACC/AHA降胆固醇治疗指南将有临床动脉粥样硬化性心血管疾病(含PCI术后)的患者列为他汀类药物明确获益人群,不论血脂水平如何均应接受他汀类药物治疗,其中年龄≤75岁者应给予高强度他汀疗法,>75岁者或无法耐受高强度他汀疗法者应给予中等强度他汀疗法。(高强度他汀疗法可使LDL-C降低≥50%; 中等强度他汀疗法可使LDL-C降低30%~50%)

问题解答 周先生PCI术后,他汀类药物需要长期,甚至终身服用,一定不能自行停药。在服药过程中如果有任何疑问,应当咨询医师或药师。

-------------------------------- 资料来源 --------------------------------

[1] 中国成人血脂异常防治指南制定联合委员会. 中国成人血脂异常防治指南[J]. 中华心血管病杂志,2007,35(5): 390-419

[2] 中华医学会心血管病学分会介入心脏病学组,中华心血管病杂志编辑委员会. 中国经皮冠状动脉介入治疗指南2012(简本)[J]. 中华心血管病杂志,2012,40(4): 271-277

[3] Stone NJ, Robinson JG, Lichtenstein AH, et al. 2013 ACC/AHA guideline on the treatment of blood cholesterol to reduce atherosclerotic cardiovascular risk in adults: a report of the American College of Cardiology/ American Heart Association task force on practice guidelines[J]. Circulation,2014,129: S1-S45

十一、联合用药

咨询问题21 赵先生胆固醇、甘油三酯均高,咨询瑞舒伐他汀10mg与非诺贝特200mg可以一起服用吗?

知识类型 联合用药

知识链接 他汀类与贝特类联合治疗适用于混合型血脂异常患者,目的为使总胆固醇、低密度脂蛋白胆固醇和甘油三酯的水平明显降低,高密度脂蛋白胆固醇的水平明显升高。此种联合用药适用于致动脉粥样硬化血脂异常的治疗,尤其在糖尿病和代谢综合征时伴有的血脂异常。联合治疗可明显改善血脂谱。由于他汀类和贝特类药物均有潜在损伤肝功能的可能,并有发生肌炎和肌病的危险,合用时发生不良反应的机会增多,他汀类和贝特类药物联合用药的安全性应高度重视。因此,开始合用时宜都用小剂量,采取早晨服用贝特类药物,晚上服用他汀类药物,避免血药浓度的显著升高。密切监测肌酶和肝酶,如无不良反应,可逐步增加剂量。治疗期间继续注意肌肉症状,监测肌酶和肝酶。对于老年、女性、肝肾疾病、甲状腺机能减退的患者,慎用他汀类和贝特类联合治疗,并尽量避免与大环内酯类抗生素、抗真菌药物、环孢素、HIV蛋白酶抑制剂、地尔硫䓬、胺碘酮等药物合用。贝特类药中,吉非罗齐与他汀类合用发生肌病的危险性相对较多,但其他贝特类如非诺贝特与他汀类合用时,发生肌病的危险性较少。

2013年ACC/AHA降胆固醇治疗指南关于"贝特类药物的安全性"指出:①患者在他汀类药物治疗期间,不应开始应用吉非罗齐,因它可增加肌肉症状和横纹肌溶解风险;②只有降低动脉粥样硬化性心血管疾病风险或甘油三酯(≥500mg/dl)的益处超过潜在不良反应风险时,可以考虑非诺贝特与低/中强度他汀类药物同时使用。

问题解答 他汀类药物与非诺贝特可以同时使用,但二者合用发生肌肉不良反应的风险增加,需要医生结合病史及相关检查综合判断是否有必要联合应用,不能自行同时服用这两种药物。如果需要合用,建议选择非诺贝特。并告知赵先生需要早上服用非诺贝特,晚上服用他汀类药物,并密切观察有无明显肝脏和肌肉损害的出现或加重,从而降低发生不良反应的风险。

------------------------------ 资料来源 ------------------------------

[1] 中国成人血脂异常防治指南制定联合委员会.中国成人血脂异常防治指南[J].中华心血管病杂志,2007,35(5):390-419

[2] Stone NJ, Robinson JG, Lichtenstein AH, et al. 2013 ACC/AHA guideline on the treatment of blood cholesterol to reduce atherosclerotic cardiovascular risk in adults: a report of the American College of Cardiology/American Heart Association task force on practice guidelines[J].Circulation,2014,129:S1-S45

咨询问题22 周先生胆固醇水平特别高,咨询氟伐他汀与依折麦布可以一起联合应用吗?

知识类型 联合用药

知识链接 人体胆固醇主要有两个来源,其中大部分(约70%)来源于肝脏内源性合成,小部分(约30%)来源于食物外源性吸收。

他汀类药物为胆固醇合成抑制剂,通过抑制体内胆固醇合成的限速酶HMG-CoA还原酶活性,进而阻断胆固醇的内源性合成途径,可使低密度脂蛋白胆固醇降低30%~55%。依折麦布为胆固醇吸收抑制剂,通过附着于小肠绒毛刷状缘,进而抑制小肠对食物中胆固醇的外源性吸收途径,可使低密度脂蛋白胆固醇降低约18%。他汀类药物与依折麦布作用机制互补(图2),联合应用可以双重抑制胆固醇的合成与吸收,大大提高降脂达标率。依折麦布不良反应小,联合使用他汀类药物患者耐受性好,不增加肝脏毒性、肌病和横纹肌溶解的发生。

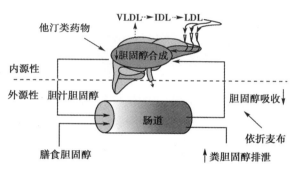

图 2　他汀类药物与依折麦布作用机制

问题解答 他汀类药物与依折麦布可以联合应用,二者作用机制互补,可以同时阻断胆固醇的内源性合成及外源性吸收,可以大大提高血脂达标率,且不增加不良反应。

-------------------- 资料来源 --------------------

[1] 中国成人血脂异常防治指南制定联合委员会. 中国成人血脂异常防治指南[J]. 中华心血管病杂志,2007,35(5):390-419

十二、药物相互作用

咨询问题23 赵女士一直服用辛伐他汀,现在因为呼吸道感染,医生处方克拉霉素片,咨询能一块吃吗?

知识类型 药物相互作用

知识链接 药物相互作用可致他汀类药物暴露增加,引发药物不良反应。美国FDA于1990—2002年3月收到的他汀类药物不良反应报告中,横纹肌溶解3339例,其中58%由他汀类药物相互作用引起。

除普伐他汀外,其他的他汀类药物均经过CYP酶代谢。其中辛伐他汀、阿托伐他汀、洛伐他汀由CYP3A4代谢,氟伐他汀由CYP2C9代谢,匹伐他汀(2C9/2C8)和瑞舒伐他汀(2C9/2C19)由CYP酶代谢比例很低。合用能够诱导或抑制CYP酶活性的药物是导致药物相互作用的重要原因。克拉霉素是CYP3A4的强抑制剂。因此,合用克拉霉素和辛伐他汀,由于前者抑制了CYP3A4酶的活性,导致后者血药浓度显著增加,致使不良反应发生率显著增加。他汀类药物与大环内酯类抗生素相互作用的机制及处理策略见表8。

表8 他汀类药物与大环内酯类抗生素相互作用的机制及处理策略

药物	相互作用机制	意见/建议
大环内酯类抗生素 克拉霉素 红霉素	• 克拉霉素是CYP3A4强抑制剂，红霉素是CYP3A4中度抑制剂 • 抑制阿托伐他汀、洛伐他汀、辛伐他汀代谢，增加肌病/横纹肌溶解风险	• 大环内酯类抗生素治疗期间，应暂停使用洛伐他汀或辛伐他汀（禁用） • 合用克拉霉素，阿托伐他汀不应超过20mg/d；合用红霉素亦应谨慎用量 • 若无法避免与大环内酯类抗生素合用，可考虑使用阿奇霉素（相互作用少） • 合用克拉霉素，普伐他汀不应超过40mg/d • 需长期或频繁使用克拉霉素或红霉素者，考虑使用瑞舒伐他汀或氟伐他汀 • 合用红霉素，匹伐他汀不应超过1mg/d

注：表中意见/建议顺自美国药品说明书

问题解答 辛伐他汀由CYP3A4代谢,而克拉霉素是CYP3A4的强抑制剂。由于克拉霉素抑制了CYP3A4酶的活性,导致辛伐他汀血药浓度显著增加,致使不良反应发生率显著增加。所以克拉霉素不能和辛伐他汀合用,可以建议医生换另一种抗菌药或暂停使用辛伐他汀进行治疗。

-------------------- 资料来源 --------------------

[1] Corsini A, Ceska R. Drug-drug interactions with statins: will pitavastatin overcome the statins' Achilles' heel[J]. Curr Med Res Opin, 2011, 27 (8): 1551-1562

[2] PL Detail-Document, Clinically Significant Statin Drug Interactions. Pharmacist's Letter/Prescriber's Letter. April 2012

[3] 药品说明书:瑞舒伐他汀钙片(可定,修改日期:2014.01.02);普伐他汀钠片(美百乐镇,修改日期:2014.11);氟伐他汀钠缓释片(来适可,修改日期:2014.02.24);匹伐他汀钙片(力清之,修改日期:2014.09.13);阿托伐他汀钙片(立普妥,修改日期:2014.12.29);辛伐他汀片(舒降脂,修改日期:2014.08.26)

咨询问题24 焦先生因为心律失常需要服用胺碘酮,他目前正在服用辛伐他汀,听说这两个药不能一起服用,咨询应该怎么办?

知识类型 药物相互作用

知识链接 2010年美国FDA发布了关于辛伐他汀与胺碘酮合用的安全性公告。公告称,辛伐他汀与胺碘酮合用时有导致罕见的横纹肌溶解的风险,并可引起肾衰竭或死亡。这种风险的发生概率与剂量相关,当辛伐他汀日剂量超过20mg时,这种风险将增加。

无论是否与胺碘酮合用,所有的他汀类药物都有发生横纹肌溶解的风险。但与其他他汀类药物相比,辛伐他汀与胺碘酮合并使用时发生横纹肌溶解的风险更大。当较高剂量的辛伐他汀与胺碘酮合用时,发生横纹肌溶解的风险就会明显增加。虽然不清楚确切的机制,但与胺碘酮抑制CYP3A4酶有关,正是该酶促进辛伐他汀的代谢。当存在此相互作用风险时,处方医师应考虑使用其他他汀类药物替代辛伐他汀。他汀类药物与胺碘酮相互作用的机制及处理策略见表9。

问题解答 胺碘酮与辛伐他汀合用会发生药物相互作用,合用时辛伐他汀不能超过20mg/d。可以建议焦先生更换为等效剂量的匹伐他汀、普伐他汀或瑞舒伐他汀。

表9　他汀类药物与胺碘酮相互作用的
机制及处理策略

药物	相互作用机制	意见/建议
胺碘酮	● 胺碘酮是CYP3A4弱抑制剂和CYP2C9中度抑制剂 ● 抑制阿托伐他汀、洛伐他汀、辛伐他汀代谢，增加肌病/横纹肌溶解风险	● 不应超过洛伐他汀40mg/d或辛伐他汀20mg/d ● 考虑限制阿托伐他汀剂量 ● 氟伐他汀主要经CYP2C9代谢，胺碘酮可潜在抑制氟伐他汀代谢 ● 考虑使用匹伐他汀、普伐他汀或瑞舒伐他汀

注: 表中意见/建议源自美国药品说明书

-------------- **资料来源** --------------

[1] 药品不良反应信息通报(第34期)警惕辛伐他汀与胺碘酮联合使用或高剂量使用增加横纹肌溶解发生风险[EB/OL]. http://www.sfda.gov.cn/WS01/CL0078/55959.html, 2010-11-16

[2] PL Detail-Document, Clinically Significant Statin Drug Interactions. Pharmacist's Letter/Prescriber's Letter. April 2012

[3] 药品说明书: 瑞舒伐他汀钙片(可定, 修

改日期: 2014. 01. 02); 普伐他汀钠片(美百乐镇,修改日期: 2014. 11); 氟伐他汀钠缓释片(来适可,修改日期: 2014. 02. 24); 匹伐他汀钙片(力清之,修改日期: 2014. 09. 13); 阿托伐他汀钙片(立普妥,修改日期: 2014. 12. 29); 辛伐他汀片(舒降脂,修改日期: 2014. 08. 26)

咨询问题25 赵女士肾移植术后长期服用环孢素,现在患有冠心病需要服用他汀类药物,然而他汀类药物说明书上指出服用环孢素的患者禁用。咨询能否服用他汀类药物或别的降脂药?

知识类型 药物相互作用

知识链接 环孢素是由CYP3A4通路代谢的,洛伐他汀、辛伐他汀、阿托伐他汀可升高环孢素血药浓度,反过来,环孢素也使他汀类药物血药浓度明显升高。理论上,其他他汀类药物应较少受这一相互作用的影响。然而,已经证实,环孢素使所有他汀类药物药时曲线下面积(area under the curve, AUC)明显增加: 洛伐他汀AUC上升20倍,辛伐他汀上升3倍,阿托伐他汀上升7.4倍,氟伐他汀上升3.1倍,普伐他汀上升7.2倍,瑞舒伐他汀上升7.1倍。说明环孢素可通过CYP3A4通路之外的途径与他汀类药物发生药物相互作用。ALERT试验证实,约1 000例肾移植后病人同时服用环孢素与氟伐他汀,与对照组比较,肌病发生率无明显增加,因此认为,肾移植后如需要他汀类药物治疗,可优先考虑氟伐他汀。他汀类药物与环孢素相互作用的机制及处理策略见表10。

表10　他汀类药物与环孢素相互作用的机制及处理策略

药物	相互作用机制	意见/建议
环孢素	• 环孢素是CYP3A4弱抑制剂 • 增加肌病/横纹肌溶解风险 • 环孢素还抑制P糖蛋白、OATP1B1及其他转运蛋白 • 环孢素本身可致肌病	• 避免合用阿托伐他汀、洛伐他汀、辛伐他汀(禁用)、匹伐他汀(禁用) • 不应超过瑞舒伐他汀5mg/d【禁用】 • 不应超过氟伐他汀20mg/d；氟伐他汀相互作用可能最少【合用需慎重】 • 不应超过普伐他汀20mg/d【不建议合用】 • ACC/AHA降胆固醇治疗指南认为环孢素与他汀类药物合用相对禁忌

注: 表中意见/建议源自美国药品说明书;【 】内部分为我国药品说明书不同意见

问题解答 他汀类药物与环孢素合用发生肌病的风险明显增加,美国ACC/AHA降胆固醇治疗指南认为环孢素与他汀类药物合用为相对禁忌。在用药之前,需由专科医生充分评估疗效及可能的风险,可以优先考虑氟伐他汀。如果不能应用他汀类药物,可考虑选择依折麦布等。

------------------------------ 资料来源 ------------------------------

[1] 邓万俊. 他汀类药物与其他药物的相互作用[J]. 中国新药与临床杂志,2006,25(2):131-136

[2] PL Detail-Document, Clinically Significant Statin Drug Interactions. Pharmacist's Letter/Prescriber's Letter. April 2012

[3] 药品说明书:瑞舒伐他汀钙片(可定,修改日期: 2014. 01. 02);普伐他汀钠片(美百乐镇,修改日期: 2014. 11);氟伐他汀钠缓释片(来适可,修改日期: 2014. 02. 24);匹伐他汀钙片(力清之,修改日期: 2014. 09. 13);阿托伐他汀钙片(立普妥,修改日期: 2014. 12. 29);辛伐他汀片(舒降脂,修改日期: 2014. 08. 26)

咨询问题26 俞大爷拿着苯磺酸氨氯地平片的说明书咨询,"服用氨氯地平的患者应将辛伐他汀剂量限制在20mg/d以下",可是他的胆固醇降不下来怎么办?

知识类型 药物相互作用

知识链接 血脂异常患者往往合并高血压,需要联合应用他汀类药物与钙离子拮抗剂。钙离子拮抗剂中地尔硫䓬和维拉帕米为CYP3A4酶的中度抑制剂,氨氯地平为CYP3A4酶的弱抑制剂。除普伐他汀外,其他的他汀类药物均经过CYP酶代谢。其中辛伐他汀、阿托伐他汀、洛伐他汀由CYP3A4代谢,氟伐他汀由CYP2C9代谢,匹伐他汀(2C9/2C8)和瑞舒伐他汀(2C9/2C19)由CYP酶代谢的比例很低。他汀类药物与钙离子拮抗剂相互作用的机制及处理策略见表11。

表11 他汀类药物与钙离子拮抗剂相互作用的机制及处理策略

药物	相互作用机制	意见/建议
钙离子拮抗剂 氨氯地平 地尔硫䓬	● 地尔硫䓬、维拉帕米是CYP3A4中度抑制剂。氨氯地平是CYP3A4弱抑制剂。地尔硫䓬抑制P糖蛋白转运。氨氯地平可能抑制辛伐他汀向肝脏的转运蛋白	● 合用氨氯地平:不应超过辛伐他汀20mg/d ● 合用维拉帕米或地尔硫䓬:不应超过洛伐他汀20mg/d或辛伐他汀10mg/d

续表

药物	相互作用机制	意见/建议
维拉帕米	• 氨氯地平: 抑制辛伐他汀代谢,增加肌病/横纹肌溶解风险 • 地尔硫䓬/维拉帕米: 抑制阿托伐他汀、辛伐他汀、洛伐他汀代谢,增加肌病/横纹肌溶解风险	• 合用地尔硫䓬或维拉帕米: 考虑限制阿托伐他汀剂量 • 考虑使用不影响他汀代谢的钙离子拮抗剂或使用普伐他汀、瑞舒伐他汀、氟伐他汀 • 氨氯地平/阿托伐他汀已有复方制剂

注: 表中意见/建议源自美国药品说明书

问题解答 氨氯地平与辛伐他汀合用会发生药物相互作用,辛伐他汀的剂量不能超过20mg/d。如果无法达到降脂效果,可以更换为不与氨氯地平发生相互作用的他汀类药物,如瑞舒伐他汀或者加用其他种类降低低密度脂蛋白胆固醇的调脂药物,如依折麦布等。

-------------------------------- 资料来源 --------------------------------

[1] Drug Development and Drug Interactions: Table of Substrates, Inhibitors and Inducers[EB/

OL]. http: //www. fda. gov

[2] PL Detail-Document, Clinically Significant Statin Drug Interactions. Pharmacist's Letter/Prescriber's Letter. April 2012

[3] 药品说明书：瑞舒伐他汀钙片（可定，修改日期：2014. 01. 02 ）；普伐他汀钠片（美百乐镇，修改日期：2014. 11 ）；氟伐他汀钠缓释片（来适可，修改日期：2014. 02. 24 ）；匹伐他汀钙片（力清之，修改日期：2014. 09. 13 ）；阿托伐他汀钙片（立普妥，修改日期：2014. 12. 29 ）；辛伐他汀片（舒降脂，修改日期：2014. 08. 26 ）

咨询问题27 患者杨女士，今年50岁，患有家族性高胆固醇血症、心肌梗死病史。入院接受冠状动脉旁路搭桥术，术后因真菌感染使用伊曲康唑。目前服用的药物中有阿托伐他汀，咨询能否继续服用？

知识类型 药物相互作用

知识链接 药物相互作用可致他汀类药物暴露增加，引发药物不良反应。美国FDA于1990—2002年3月收到的他汀类药物不良反应报告中，横纹肌溶解3339例，其中58%由他汀类药物相互作用引起。

除普伐他汀外，其他的他汀类药物均经过CYP酶代谢。其中辛伐他汀、阿托伐他汀、洛伐他汀由CYP3A4代谢,氟伐他汀由CYP2C9代谢,匹伐他汀(2C9/2C8)和瑞舒伐他汀(2C9/2C19)由CYP酶代谢比例较低。合用能够诱导或抑制CYP酶活性的药物是导致药物相互作用的重要原因。伊曲康唑是CYP3A4的强抑制剂。因此,合用伊曲康唑和阿托伐他汀,由于前者抑制了CYP3A4酶的活性,导致后者血药浓度显著增加,致使不良反应发生率显著增加。他汀类药物与吡咯类抗真菌药相互作用的机制及处理策略见表12。

表12　他汀类药物与吡咯类抗真菌药相互作用的机制及处理策略

药物	相互作用机制	意见/建议
吡咯类抗真菌药 氟康唑 伊曲康唑 酮康唑 泊沙康唑	● 伊曲康唑、酮康唑、泊沙康唑及伏立康唑是CYP3A4强抑制剂 ● 氟康唑是CYP3A4及CYP2C9中度抑制剂 ● 抑制阿托伐他汀、氟伐他汀、洛伐他汀、辛伐他汀代谢,增加肌病/横纹肌溶解风险	● 伊曲康唑、酮康唑、泊沙康唑或伏立康唑治疗期间,应暂停使用洛伐他汀或辛伐他汀(禁用) ● 伊曲康唑治疗期间,阿托伐他汀不应超过20mg/d ● 合用酮康唑、泊沙康唑或伏立康唑,考虑减少阿托伐他汀剂量 ● 谨慎合用氟康唑和阿托伐他汀、洛伐他汀、辛伐他汀或氟伐他汀。建议减少一半他汀剂量。氟伐他汀应不超过20mg/d【合用时须慎重】

续表

药物	相互作用机制	意见/建议
伏立康唑		• 合用伊曲康唑或酮康唑,应考虑使用氟伐他汀、瑞舒伐他汀或普伐他汀,而不是洛伐他汀、辛伐他汀或阿托伐他汀

注: 表中意见/建议源自美国药品说明书;【】内部分为我国药品说明书不同意见

问题解答 伊曲康唑治疗期间阿托伐他汀不能超过20mg/d,可考虑更换为等效剂量的氟伐他汀、瑞舒伐他汀或普伐他汀。

-------------------- 资料来源 --------------------

[1] Corsini A, Ceska R. Drug-drug interactions with statins: will pitavastatin overcome the statins' Achilles' heel[J]. Curr Med Res Opin, 2011, 27 (8): 1551-1562.

[2] PL Detail-Document, Clinically Significant Statin Drug Interactions. Pharmacist's Letter/Prescriber's Letter. April 2012

[3] 药品说明书: 瑞舒伐他汀钙片(可定,修改日期: 2014. 01. 02);普伐他汀钠片(美百乐镇,修改日期: 2014. 11);氟伐他汀钠缓释片

（来适可，修改日期：2014. 02. 24）；匹伐他汀钙
片（力清之，修改日期：2014. 09. 13）；阿托伐他
汀钙片（立普妥，修改日期：2014. 12. 29）；辛伐
他汀片（舒降脂，修改日期：2014. 08. 26）

咨询问题28 陈女士患肺栓塞服用华法
林已经11年了，现在需要加用普伐他汀，结果
INR值从2.8升至3.4，咨询普伐他汀与华法林
有无相互作用，是否需要减量？

知识类型 药物相互作用

知识链接 华法林主要经CYP2C9代谢，
部分由CYP3A4和CYP1A2代谢。他汀类药物
与华法林合用时，可以抑制CYP酶活性抑制
华法林代谢，升高华法林血药浓度，使INR值
升高。

普伐他汀不经CYP酶代谢。辛伐他汀、阿
托伐他汀、洛伐他汀由CYP3A4代谢，氟伐他汀
由CYP2C9代谢，匹伐他汀（2C9/2C8）和瑞舒伐
他汀（2C9/2C19）由CYP酶代谢比例较低。故
建议优先选择与华法林相互作用较少的普伐
他汀，并加强对INR的监测。可增强华法林作
用的心血管药物见表13。

表13 可增强华法林作用的心血管药物

	高度可能	很可能	可能	不可能
心血管药物	胺碘酮; 安妥明; 地尔硫䓬; 非诺贝特; 普罗帕酮; 普萘洛尔; 磺吡酮(先增强后抑制的双相作用)	阿司匹林; 氟伐他汀; 奎尼丁; 罗匹尼罗; 辛伐他汀	中毒量胺碘酮; 丙吡胺; 吉非罗齐; 美托拉宗	苯扎贝特; 肝素

问题解答 他汀类药物都可能与华法林发生相互作用,其中普伐他汀相互作用风险相对最小。建议陈女士在刚开始使用或调整普伐他汀剂量时,密切监测INR值,如出现明显异常应及时就诊。

------------------------------ 资料来源 ------------------------------

[1] 中华医学会心血管病学分会,中国老年学学会心脑血管病专业委员会. 华法林抗凝治疗的中国专家共识[J]. 中华内科杂志,2013,52(1): 76-82

十三、药理作用

咨询问题29 张女士今年53岁,长期坚持运动,也注意控制饮食。半年前体检发现胆固醇偏高。她不想吃调脂药,坚持吃了半年的深海鱼油制品。最近一次检查发现胆固醇不仅没降,反而又升高了。张女士咨询深海鱼油降血脂到底靠不靠谱?

知识类型 药理作用

知识链接 深海鱼油的主要成分是ω-3长链多不饱和脂肪酸,包括二十碳戊烯酸(eicosapentaenoic acid, EPA,图3)和二十二碳己烯酸(docosahexaenoic acid, DHA,图3)。

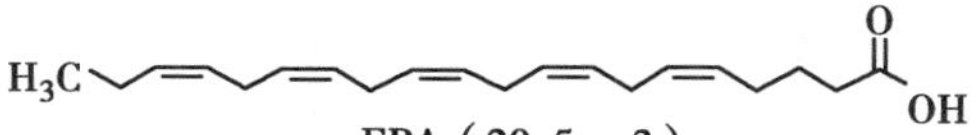

EPA(20:5 n–3)

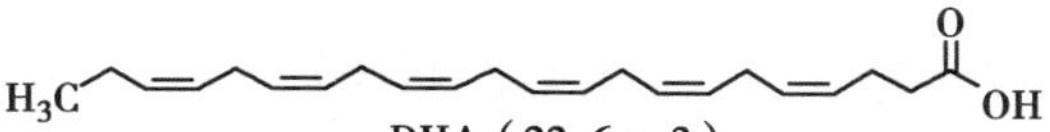

DHA(22:6 n–3)

图3 EPA和DHA化学结构

研究表明,ω-3脂肪酸制剂可以降低甘油三酯和轻度升高高密度脂蛋白胆固醇,但对总胆固醇和低密度脂蛋白胆固醇没有影响。当用量为2~4g/d时,可使甘油三酯下降25%~30%。主要用于高甘油三酯血症。由此可知,如果是胆固醇升高,仅服用深海鱼油制品是没有任何效果的,不仅无法降低总胆固醇和低密度脂蛋白胆固醇,更不能减少动脉粥样硬化性心血管疾病(包括冠心病、缺血性卒中和外周动脉疾病)的发生。

问题解答 深海鱼油的主要成分是多不饱和脂肪酸,仅对降低甘油三酯有效,对降低总胆固醇和低密度脂蛋白胆固醇没有任何作用。因此,建议张女士咨询专科医生是否需要服用降低胆固醇的调脂药物。

-------------------- 资料来源 --------------------

[1] 中国成人血脂异常防治指南制定联合委员会. 中国成人血脂异常防治指南[J]. 中华心血管病杂志,2007,35(5):390-419

咨询问题30 赵大妈看肾内科,大夫处方了多烯酸乙酯软胶囊降脂;去心内科,大夫又给开了瑞舒伐他汀片降脂。赵大妈很疑惑,咨询多烯酸乙酯软胶囊不能代替瑞舒伐他汀片吗?

知识类型 药理作用

知识链接 每粒多烯酸乙酯软胶囊中含有二十碳戊烯酸乙酯和二十二碳己烯酸乙酯总和为0.25g。这两种成分属于ω-3长链多不饱和脂肪酸,主要用于降低甘油三酯,对低密度脂蛋白胆固醇没有作用。

他汀类药物与ω-3脂肪酸合用可用于治疗混合型高脂血症。临床观察辛伐他汀(20mg/d)联合应用ω-3脂肪酸可进一步降低甘油三酯、总胆固醇和载脂蛋白E(apolipoprotein E, apo E)。他汀类药物同ω-3脂肪酸制剂合用是临床治疗混合型高脂血症有效而安全的选择。他汀类药物与ω-3脂肪酸制剂联合应用并不会增加各自的不良反应。

ω-3脂肪酸制剂的不良反应不常见,约2%~3%的患者服药后出现胃肠道症状,如恶心、消化不良、腹胀、便秘;少数患者出现转氨酶或肌酸激酶(creatine kinase, CK)轻度升高,偶见出血倾向。

【问题解答】 多烯酸乙酯软胶囊和瑞舒伐他汀片不能互相替代,它们的作用不一样,前者主要用来降低甘油三酯,后者主要用来降低低密度脂蛋白胆固醇。

-------------------- 资料来源 --------------------

[1] 中国成人血脂异常防治指南制定联合委员会. 中国成人血脂异常防治指南[J]. 中华心血管病杂志,2007,35(5): 390-419

【咨询问题31】 孙先生担心他汀类药物会引起肝脏损害、肌肉损害,听闻依折麦布通过抑制食物中胆固醇的吸收从而降低低密度脂蛋白胆固醇水平,咨询能否用依折麦布替代他汀类药物?

知识类型 药理作用

知识链接 当前临床上用于降低胆固醇的药物主要包括:阻断胆固醇自身合成的他汀类药物(可使低密度脂蛋白胆固醇降低30%~55%)和抑制胆固醇吸收的依折麦布(可使低密度脂蛋白胆固醇降低18%)。

他汀类药物具有大量临床研究证据,被证实可以显著改善患者预后。对于伴或不伴胆固醇升高的心血管高危人群,他汀类药物可以有效降低动脉粥样硬化性心血管疾病的发生率和死亡率,因而被视为防治心血管疾病的核心药物。

依折麦布降胆固醇作用弱于他汀类药物,但具有良好的安全性和耐受性,可单独或联合用于以胆固醇升高为主的患者,特别适合作为不能耐受他汀类药物治疗的替代治疗。2014年发表的IMPROVE-IT研究共纳入18 144例急性冠脉综合征患者,随机分为辛伐他汀(40mg/d)加安慰剂或辛伐他汀(40mg/d)加依折麦布治疗。中位随访时间分别为6.0和5.9年。结果表明联合依折麦布可以显著降低主要心血管事件的发生率;且肝脏不良事件、肌肉不良事件以及癌症的发生率均无明显差异。

问题解答 他汀类药物是防治动脉粥样

硬化性心血管疾病的核心药物,整体耐受良好。少数患者不能耐受他汀类药物,可以选择依折麦布替代治疗。

-------------------------------- 资料来源 --------------------------------

[1] 2014年中国胆固醇教育计划血脂异常防治建议专家组,中华心血管病杂志编辑委员会、血脂与动脉粥样硬化循证工作组,等. 2014年中国胆固醇教育计划血脂异常防治专家建议[J]. 中华心血管病杂志,2014,42(8): 633-636

[2] 中国胆固醇教育计划专家委员会,中国医师协会心血管内科医师分会,中国老年学学会心脑血管病专业委员会,等. 选择性胆固醇吸收抑制剂临床应用中国专家共识(2015)[J]. 中华心血管病杂志,2015,43(5): 394-398

咨询问题32 小王今年28岁,年底公司体检发现高密度脂蛋白胆固醇指标低于正常值,其他指标均正常。小王很是苦恼,咨询什么药物能够升高高密度脂蛋白胆固醇水平?

知识类型 药理作用

知识链接 虽然烟酸类药物可升高高密度脂蛋白胆固醇约30%,然而,近年来完成的多项以升高高密度脂蛋白胆固醇为治疗目标的药物试验均未能降低主要心血管终点事件的发生率。

治疗性生活方式改变是升高高密度脂蛋白

胆固醇水平的首要措施。因为缺乏临床终点获益证据,目前不建议应用他汀类药物之外的药物升高高密度脂蛋白胆固醇水平。研究表明,他汀类药物升高高密度脂蛋白胆固醇的作用与给药剂量没有相关性;他汀类药物中升高高密度脂蛋白胆固醇水平强大的是瑞舒伐他汀(约10%,图4)。

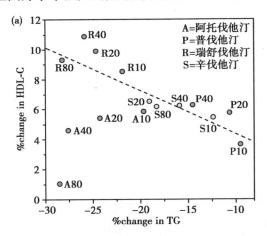

图 4　他汀类药物对高密度脂蛋白胆固醇的作用

问题解答　坚持健康的生活方式是升高高密度脂蛋白胆固醇最重要的措施,包括合理膳食、适量运动、控制体重、戒烟限酒、心理平衡。如果坚持服用药物,可以采用小剂量的他汀类药物。因为缺乏临床终点获益证据,目前不建议应用他汀类药物之外的药物升高高密度脂蛋白胆固醇。

-------- 资料来源 --------

[1] 2014年中国胆固醇教育计划血脂异常防治建议专家组,中华心血管病杂志编辑委员会,血脂与动脉粥样硬化循证工作组,等. 2014年中国胆固醇教育计划血脂异常防治专家建议[J]. 中华心血管病杂志,2014,42(8): 633-636

[2] McTaqqart F, Jones P. Effects of statins on high-density lipoproteins: a potential contribution to cardiovascular benefit[J]. Cardiovasc Drugs Ther,2008,22(4): 321-338

咨询问题33 所先生仅甘油三酯(1.9mmol/L)升高,大夫处方了阿托伐他汀。咨询他汀能降甘油三酯吗?

知识类型 药理作用

知识链接 甘油三酯在1.7mmol/L以下为合适范围,超过此值就应该积极改善生活方式。对于心血管疾病患者及其高危人群,经过2~3个月治疗性生活方式改变治疗后,若甘油三酯≥2.26mmol/L,应启动药物治疗。高甘油三酯血症患者的治疗策略主要取决于患者甘油三酯升高的程度和心血管整体危险水平。甘油三酯轻中度升高(2.26~5.64mmol/L)时低密度脂蛋白胆固醇达标为主要目标,首选他汀类药物;甘油三酯重度升高(≥5.65mmol/L)时应立即启动贝特类药物、烟酸或ω-3脂肪酸治疗,降低甘油三酯以预防急性胰腺炎。各类调脂药物对血脂参数(LDL-C、HDL-C及TG)的影响见表14。

表14 各类调脂药物对血脂参数(LDL-C、HDL-C及TG)的影响

药物	LDL-C	HDL-C	TG
贝特类	降低约20%	升高5%~20%	降低25%~50%
烟酸	降低约20%	升高约30%	降低约35%
ω-3脂肪酸	轻微升高或无影响	升高或无影响	降低25%~30%
他汀类	降低30%~40%	升高4%~8%	降低15%~20%
依折麦布	降低17%~23%	升高或无影响	降低5%~10%

问题解答 所先生患有不稳定型心绞痛,低密度脂蛋白胆固醇为3.0mmol/L、甘油三酯为1.9mmol/L,属于血脂异常危险分层中的"高危"组,调脂治疗应以低密度脂蛋白胆固醇作为主要目标,选择他汀类药物将低密度脂蛋白胆固醇控制在2.59mmol/L以内。同时,他汀类药物对甘油三酯有一定改善作用,可使甘油三酯降低15%~20%,可以使所先生的甘油三酯降至正常。

-------------------- 资料来源 --------------------

[1] 中华医学会心血管病学分会循证医学评论专家组,中国老年学学会心脑血管病专业委员会.甘油三酯增高的血脂异常防治中国专家共识[J].中华心血管病杂志,2011,39(9):793-796

咨询问题34 周女士,47岁,高胆固醇血症,服用依折麦布。咨询依折麦布是否会影响维生素的吸收?

知识类型 药理作用

知识链接 依折麦布可以附着于小肠绒毛刷状缘,抑制胆固醇的吸收,从而降低小肠中的胆固醇向肝脏中的转运,使得肝脏胆固醇贮量降低从而增加血液中胆固醇的清除。依折麦布不增加胆汁分泌,也不抑制胆固醇在肝脏中的合成。

依折麦布选择性抑制胆固醇吸收的同时并不影响小肠对甘油三酯、脂肪酸、胆汁酸、孕酮、乙炔雌二醇及脂溶性维生素A、D的吸收。

问题解答 依折麦布不影响脂溶性维生素的吸收,仅抑制肠道中胆固醇的吸收。

-------------------- 资料来源 --------------------

[1] 依折麦布片药品说明书,生产企业:MSD international GmbH,商品名:益适纯,修改日期:2014.08.11

十四、药物不良反应

咨询问题35 刘先生患有冠心病、糖尿病，需要服用他汀类药物，咨询他汀引起的肌肉症状有哪些？

知识类型 药物不良反应

知识链接 肌病(肌肉损伤)是他汀类药物比较常见的一类不良反应，可表现为多种形式，包括肌痛、肌炎和横纹肌溶解。①肌痛：仅有肌肉疼痛或无力，不伴肌酸激酶升高；②肌炎：有肌肉症状，同时伴有肌酸激酶升高；③横纹肌溶解：有肌肉症状，伴肌酸激酶显著升高(≥10倍正常值上限)和肌酐升高，常有褐色尿和肌红蛋白尿，这是他汀类药物最危险的不良反应，严重者可以引起死亡。

他汀类药物引起肌病的发生率约为5%，标准剂量下各种他汀的发生率差别不大。肌病的发生率与给药剂量呈正相关。肌肉症状主要为肌肉不适，包括肌肉疼痛、酸痛或无力，如患者感觉疲倦、肌肉无力、爬楼梯时提不起脚等，或感觉像感冒了一样、四肢酸痛等。除了肌肉症状外，还应密切监测肌酸激酶值，值越高，提示肌肉损伤越重，越需要处理。肌酸激酶值升高小于3倍正常值上限称为轻度升高；介于3倍至10倍之间称为中度升高；大于10倍称为重度升高。

他汀类药物引起横纹肌溶解是非常罕见的，且往往发生于合并多种疾病和（或）联合使用多种药物的患者。他汀相关肌病的易患因素包括：高龄（＞75岁）、高暴露量（剂量过大或相互作用）、甲状腺功能减退症、重度肾功能不全等。

问题解答 他汀类药物引起的肌肉症状包括肌肉疼痛、酸痛或无力以及肌酸激酶值的升高，发生率约为5%；但严重的横纹肌溶解非常罕见，不必过于担心。同时应了解他是否存在他汀相关肌病的易患因素。

-------------------- 资料来源 --------------------

[1] 中国成人血脂异常防治指南制定联合委员会. 中国成人血脂异常防治指南[J]. 中华心血管病杂志,2007,35(5): 390-419

[2] 他汀类药物安全性评价工作组. 他汀类药物安全性评价专家共识[J]. 中华心血管病杂志,2014,42(11): 890-894

咨询问题36 孙女士服用瑞舒伐他汀后出现肌肉无力，自觉爬楼梯提不起脚。咨询是不是瑞舒伐他汀引起的,要不要停药？

知识类型 药物不良反应

知识链接 仅有肌酸激酶升高而不伴肌痛或肌无力等其他肌损伤证据,并非他汀所致肌损伤。而出现肌无力或肌痛时,即便肌酸激酶正常也提示他汀诱发了肌损伤。

目前国内外指南建议在开始他汀治疗前检测肌酸激酶,治疗期间定期监测。在服用他汀类药物期间出现肌肉不适或无力症状以及排褐色尿时,应及时检测肌酸激酶。如果发生或高度怀疑肌炎,应立即停止他汀治疗。其他情况处理如下: ①如果患者报告可能的肌肉症状,应检测肌酸激酶,并与治疗前水平进行对比。由于甲状腺功能低下患者易发生肌病,因此,对于有肌肉症状的患者,还应检测促甲状腺素水平。②若患者有肌肉触痛、压痛或疼痛,伴或不伴肌酸激酶升高,应排除常见的原因,如运动和体力劳动。对于上述症状而有联合用药的患者,建议其适度活动。③当患者有肌肉触痛、压痛或疼痛,肌酸激酶不升高或中度升高,应进行随访、每周检测肌酸激酶水平,直至排除了药物作用或症状恶化(应及时停药)。如果连续检测肌酸激酶呈进行性升高,应慎重考虑减少他汀剂量或暂时停药,然后决定是否或何时再开始他汀类药物治疗。④一旦患者发生横纹肌溶解,应停止他汀类药物治疗。必要时住院进行静脉内水化治疗。一旦恢复,应重新仔细评估他汀治疗的风险-获益情况。

问题解答 孙女士的肌肉无力有可能是瑞舒伐他汀引起的肌肉症状,建议其到专科医生处进一步评估相关症状、并完善必要的检查。

-------- 资料来源 --------

[1] 他汀类药物安全性评价工作组. 他汀类药物安全性评价专家共识[J]. 中华心血管病杂志,2014,42(11):890-894

咨询问题37 王大爷服用辛伐他汀后出现肌痛,无法继续服用,非常苦恼。如果不吃他汀类药物,则心血管风险比较高;如果继续服药,又无法耐受。咨询应该怎么办?

知识类型 药物不良反应

知识链接 Mampuya WM等回顾性分析1605例他汀不耐受患者的电子病历(1995—2010),平均随访31个月。发现既往他汀不耐受的症状包括:肌痛(72%)、虚弱/疲乏(13%)、肝酶升高(12%)、关节痛(10%)、胃肠道症状(10%)、肌炎(5%)、神经系统症状(4%)、皮疹或潮红(3%)、胰腺炎(2%)、横纹肌溶解(1%)。既往他汀不耐受的类别为:阿托伐他汀(72%)、辛伐他汀(43%)、瑞舒伐他汀(26%)、普伐他汀(20%)、洛伐他汀(12%)、氟伐他汀(3%)、西立伐他汀(1%)。

临床上,少数患者可能不能耐受常规剂

量的他汀类药物治疗,此时可考虑以下措施:①更换另一种药代动力学特征不同的他汀类药物;②减少他汀剂量或改为隔日一次用药;③换用其他种类药物(如依折麦布);④单独或联合使用贝特类或烟酸缓释剂;⑤进一步强化治疗性生活方式改变;⑥若患者需要使用但不能耐受大剂量他汀,可用中小剂量他汀联合依折麦布。

问题解答 王大爷虽然可能无法耐受辛伐他汀,临床上仍然有多种方式可以尝试,比如更换为另一种他汀、减少给药剂量等,建议咨询专科医生尝试上述方法并密切监测。

-------------------------- **资料来源** --------------------------

[1] Mampuya WM, Frid D, Rocco M, et al. Treatment strategies in patients with statin intolerance: the Cleveland Clinic experience[J]. Am Heart J, 2013, 166(3): 597-603

[2] 2014年中国胆固醇教育计划血脂异常防治建议专家组,中华心血管病杂志编辑委员会,血脂与动脉粥样硬化循证工作组,等. 2014年中国胆固醇教育计划血脂异常防治专家建议[J]. 中华心血管病杂志,2014,42(8): 633-636

咨询问题38 林女士咨询他汀类药物对肌酸激酶的影响是否都一样? 是不是降低低密度脂

蛋白胆固醇幅度越强,对肌酸激酶的影响越大?

知识类型 **药物不良反应**

知识链接 2006年Jacobson TA发表于Am J Cardiol的回顾性分析表明：①他汀类药物引起肌酸激酶升高的发生率与低密度脂蛋白胆固醇的降幅没有直接关系(图5A)；②他汀类药物引起肌酸激酶升高的发生率与给药剂量显著相关,且存在突变剂量(图5B)。

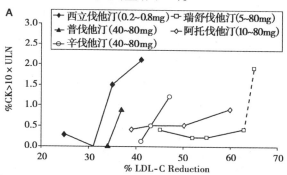

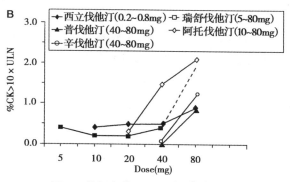

图5　他汀类药物对肌酸激酶的影响

问题解答 他汀类药物引起肌酸激酶升高的发生率与给药剂量显著相关,而与降低低密度脂蛋白胆固醇的幅度没有直接关系。当需要降低低密度脂蛋白胆固醇的幅度较大时,可以考虑选择降脂强度大的他汀,不建议降脂强度小的他汀增加剂量。

-------- 资料来源 --------

[1] Jacobson TA. Statin safety: lessons from new drug applications for marketed statins[J]. Am J Cardiol, 2006, 97(8A): 44C-51C

咨询问题39 赵大妈之前服用阿托伐他汀,后来因为腿疼换为氟伐他汀,现在服用有半年时间了。咨询还会发生肌肉毒性吗?

知识类型 药物不良反应

知识链接 2005年Bruckert等对7 924例高脂血症患者使用高剂量他汀类药物治疗后出现肌肉症状及其危险因素进行了观察性研究(PRIMO研究),结果发现发生率由高到低依次为辛伐他汀40~80mg/d(18.2%)>阿托伐他汀40~80mg/d(14.9%)>普伐他汀40mg/d(10.9%)>氟伐他汀80mg/d(5.1%)。该研究同时指出,他汀类药所致肌肉症状平均出现于开始使用药物1个月内,药物治疗半年后很少发生新的肌肉症状(图6)。

问题解答 赵大妈不必过于担心,氟伐他

汀的肌肉毒性相对较低,且服药半年后很少会
再发生新的肌肉不良反应。

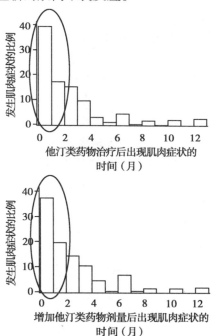

图6 他汀类药物肌肉症状的出现时间

-------------------------------- 资料来源 --------------------------------

[1] Bruckert E, Hayem G, Dejager S, et al.
Mild to moderate muscular symptoms with high-
dosage statin therapy in hyperlipidemic patients-
the PRIMO study[J]. Cardiovasc Drugs Ther,
2005,19(6): 403-414

咨询问题40 林女士需要服用他汀类药物,很担心他汀会引起肝脏损害。咨询需要注意什么?

知识类型 药物不良反应

知识链接 目前认为所有他汀类药物都可能引发肝酶增高。在所有接受他汀治疗的患者中,约1%~2%出现肝酶水平升高超过正常值上限3倍,停药后肝酶水平即可下降。

在一项包含9360例药物警戒数据中,他汀所致肝脏不良反应发生风险与未服用他汀者比较增加3倍,其中以肝酶升高为常见。与他汀可能相关的肝脏损害发生率为1.2/10万,急性肝功能衰竭发生率约为0.2/100万,提示他汀类药物确实有罕见特异性肝损害。这些结果来自回顾性研究,存在着数据不全面、因果关系只是推测、不能再次给药验证等缺陷。

我国血脂异常防治指南建议,他汀治疗前及开始后4~8周复查肝功能,如无异常,则逐步调整为6~12个月复查1次;如AST或ALT超过3倍正常上限值,应暂停给药,且仍需每周复查肝功能,直至恢复正常。轻度的肝酶升高小于正常值上限3倍并不是治疗的禁忌证,患者可以继续服用他汀,部分患者升高的ALT可能会自行下降。需要注意的是,他汀类药物禁用于活动性肝病、不明原因转氨酶持续升高和任何原因肝酶升高超过3倍正常上限、失代偿性肝硬化及急性肝功能衰竭患者。

问题解答 绝大多数患者可以耐受他汀类药物,在治疗前及治疗过程中要规律监测,必要时可以减量或停药。

-------------- 资料来源 --------------

[1] 他汀类药物安全性评价工作组. 他汀类药物安全性评价专家共识[J]. 中华心血管病杂志,2014,42(11): 890-894

咨询问题41 林女士继续咨询他汀类药物对肝酶的影响是否都一样? 是不是降低低密度脂蛋白胆固醇幅度越强,对肝酶的影响越大?

知识类型 药物不良反应

知识链接 2006年Jacobson TA发表于Am J Cardiol的回顾性分析表明: ①他汀类药物引起肝酶升高的发生率与低密度脂蛋白胆固醇的降幅没有直接关系(图7A); ②他汀类药物引起肝酶升高的发生率与给药剂量显著相关,且存在突变剂量(图7B)。

问题解答 他汀类药物引起肝酶升高的发生率与给药剂量显著相关,而与降低低密度脂蛋白胆固醇的幅度没有直接关系。当需要降低低密度脂蛋白胆固醇的幅度较大时,可以考虑选择降脂强度大的他汀,不建议降脂强度小的他汀增加剂量。

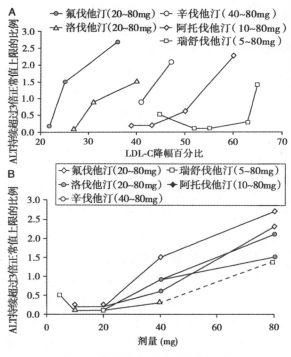

图 7 他汀类药物对肝酶的影响

------------------------ 资料来源 ------------------------

[1] Jacobson TA. Statin safety: lessons from new drug applications for marketed statins[J]. Am J Cardiol, 2006, 97 (8A): 44C-51C

咨询问题42 赵女士今年67岁,因为血脂异常一直在吃他汀类药物。听说这类药物可引起糖尿病,咨询还能不能吃?

知识类型 药物不良反应

知识链接 2012年美国FDA发布了他汀类药物可能引起血糖异常和新发糖尿病的说明。2013年中国CFDA关于修订他汀类药品说明书的通知中,也要求所有他汀类药品说明书加入可能引起血糖升高的相关信息。

长期服用他汀类药物有增加新发糖尿病的风险,但其发生率在临床试验报道不一。2010年Sattar等在Lancet发表的荟萃分析纳入13项RCT研究,包含91 140例无糖尿病患者,平均随访4年。期间共发生4 278例新发糖尿病,其中他汀类药物治疗组2226例(发生率:4.89%),对照组2052例(发生率: 4.50%),他汀类药物治疗使新发糖尿病风险相对增加9%,意味着"255例患者接受他汀类药物治疗4年仅增加1例新发糖尿病"。进一步分析表明,新发糖尿病风险与患者基线年龄呈正相关。

尽管他汀类药物有增加新发糖尿病的风险,但其绝对风险很小,与他汀类药物的心血管保护作用相比,新发糖尿病风险的意义就更小。2005年Baigent等在Lancet发表的荟萃分析纳入14项RCT研究,包含90 056例患者,平均随访4.7年。结果显示,就绝对获益而言,意味着"每255例患者使用他汀类药物治疗4年可减少5.4例死亡或心肌梗死,以及减少大约相同数量的脑卒中和冠状动脉血运重建"。他汀类药物对心血管疾病的总体益处与新发糖尿病风险之比是9:1,由此可见,他汀类药物对心血管疾病的保护作用远大于新发糖尿病风险。

问题解答 由于他汀类药物直接引起糖尿病的情况非常少见,与引起血糖波动的风险相比,他汀类药物的心血管保护作用非常显著。所以,不建议患者擅自停药,应该坚持服用他汀类药物。如果服药期间发现血糖出现明显异常,建议咨询专科医生。

-------------------------------- 资料来源 --------------------------------

[1] Sattar N, Preiss D, Murray HM, et al. Statins and risk of incident diabetes: a collaborative meta-analysis of randomizedtrials[J]. Lancet, 2010,375(9716):735-742

[2] Cannon CP. Balancing the benefits of statins versus a new risk-diabetes[J]. Lancet, 2010,375(9716):700-701

[3] 他汀类药物安全性评价工作组. 他汀类药物安全性评价专家共识[J]. 中华心血管病杂志,2014,42(11):890-894

<u>**咨询问题43**</u> 王先生服用的是阿托伐他汀,最近听说阿托伐他汀会引起血糖升高,增加糖尿病风险。故咨询有没有不影响血糖的他汀类药物?

<u>**知识类型**</u> 药物不良反应

<u>**知识链接**</u> 2010年Sattar等在Lancet发表的荟萃分析进一步将阿托伐他汀、辛伐他汀、瑞舒伐他汀、普伐他汀、洛伐他汀5种他汀类药物的相关临床试验单独进行分析,均显示有增加新发糖尿病的风险,表明此现象为他汀类药物的类效应;亲水性和亲脂性他汀类药物在新发糖尿病上并无差异(图8)。并观察到患者的基线年龄与新发糖尿病风险增加强相关。

在2011年Preiss等在JAMA杂志又发表了一项荟萃分析,纳入5项强化他汀类药物治疗的RCT研究,共32 752例基线无糖尿病的受试者,平均随访4.9年。结果表明,与中等剂量他汀治疗组相比,强化他汀治疗组的新发糖尿病风险相对增加12%,发生率分别为中等剂量组8.0%、强化治疗组8.8%。

现有数据表明,如果使用他汀类药物对高血糖产生不利影响,此不利效应相对较小(平均增加0.3%或更少),可通过调整治疗方案减少对血糖控制的影响。

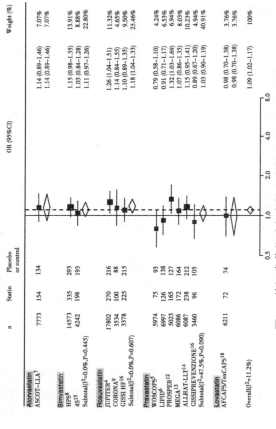

图 8 他汀类药物致新发糖尿病风险的 meta 分析

问题解答 他汀类药物对血糖的影响是类效应，即所有他汀类药物均可能影响血糖。目前研究表明老年患者及使用大剂量他汀类药物时风险相对较高。总体来说，他汀类药物对血糖的不利效应相对较小。

-------------------------- 资料来源 --------------------------

[1] Sattar N，Preiss D，Murray HM，et al. Statins and risk of incident diabetes: a collaborative meta-analysis of randomizedtrials[J]. Lancet，2010，375（9716）：735-742

[2]Preiss D，Seshasai SR，Welsh P，et al. Risk of incident diabetes with intensive-dose compared with moderate-dose statin therapy: a meta-analysis[J]. JAMA，2011，305（24）：2556-2564

[3] 他汀类药物安全性评价工作组. 他汀类药物安全性评价专家共识[J]. 中华心血管病杂志，2014，42（11）：890-894

咨询问题44 李先生服用阿托伐他汀有3年多了，最近检查发现血糖升高了，医生诊断为糖尿病。咨询应该怎么办？

知识类型 药物不良反应

知识链接 2013年ACC/AHA降胆固醇治疗指南建议，患者在他汀治疗期间新发糖尿病，应按照当前糖尿病筛查指南进行评估。对这些在他汀治疗期间发生糖尿病的患者,应当鼓励其坚持心脏病健康饮食、敦促其体育活动,达到并维持健康的体重、戒烟,并应继续他汀类药物治疗,以降低动脉粥样硬化性心血管疾病事件风险。

2014年中国《他汀类药物安全性评价专家共识》建议,如果患者在他汀类药物治疗过程中确诊糖尿病,应强调减肥和降糖药,有指征地控制血糖和HbA1c。适当给予饮食及行为辅导。

问题解答 李先生仍应继续服用阿托伐他汀,应当接受内分泌专科医师的治疗建议,并坚持健康的生活方式。

-------------------- 资料来源 --------------------

[1] Stone NJ, Robinson JG, Lichtenstein AH, et al. 2013 ACC/AHA guideline on the treatment of blood cholesterol to reduce atherosclerotic cardiovascular risk in adults: a report of the American College of Cardiology/American Heart Association task force on practice guidelines[J]. Circulation, 2014, 129: S1-S45

[2] 他汀类药物安全性评价工作组. 他汀类药物安全性评价专家共识[J]. 中华心血管病杂志, 2014, 42(11): 890-894

咨询问题45 唐先生因为高胆固醇血症服用瑞舒伐他汀,最近听说他汀会引起蛋白尿。咨询有没有不影响蛋白尿的他汀？会不会影响肾功能？

知识类型 药物不良反应

知识链接 早在1990年就有病例报道辛伐他汀的使用与蛋白尿的发生有关,但该报道并没有说明基线蛋白尿的水平,而且很难确定两者间是否存在因果关系。也有报道提及瑞舒伐他汀应用伴随蛋白尿增加,但经多项研究反复证实,此种蛋白尿为一过性,延长服用者蛋白尿可消失,即使是大剂量、长时期服用瑞舒伐他汀,也不会对肾功能造成损害。美国脂质协会肾脏专家组认为,尚无确凿的证据证实,他汀类药物与蛋白尿之间存在因果关系。

有研究认为,他汀类药物可能是通过抑制受体介导的胞吞作用来阻碍近端肾小管对蛋白的重吸收作用,导致蛋白尿的发生。所以,他汀所引起的尿蛋白应是一种类效应。

问题解答 他汀类药物引起蛋白尿是一种类效应,即所有他汀类药物均可能引起蛋白尿。随着服药时间的延长,蛋白尿可消失,也不会对肾功能造成损害。

-------------------------------- 资料来源 --------------------------------

[1] 他汀类药物安全性评价工作组. 他汀类药物安全性评价专家共识[J]. 中华心血管病杂志,2014,42(11): 890-894

十五、特殊人群用药

咨询问题46 李大妈患有慢性肾功能不全,特别担心药物造成肾脏负担。咨询选择哪一种他汀最好,如何调整剂量?

知识类型 特殊人群用药

知识链接 近年来,世界范围内慢性肾脏疾病的患病人群越来越大,尤其是患有轻到中度慢性肾脏疾病的人群。肾小球滤过率下降是心血管疾病的独立危险因素。对于肾功能不全的患者,选择经肝脏排泄比例较多的调脂药物安全性会更好,如:氟伐他汀、阿托伐他汀、匹伐他汀以及依折麦布。肾功能不全患者应用他汀类药物需要根据肌酐清除率选择药物和剂量。其中阿托伐他汀对于轻-中-重度肾功能损害患者均无须调整给药剂量(表15)。需要注意的是,选择经肝脏代谢排泄的药物时还要考虑经肝酶代谢的药物的相互作用。

问题解答 对于慢性肾功能不全患者,不存在禁忌证时可考虑选择阿托伐他汀进行治疗。若无法使用阿托伐他汀,则需要结合肾功能损害程度具体分析。

表15 肾功能不全患者他汀类药物的剂量调整

药物	尿排比例	粪排比例	说明书规定
阿托伐他汀	2%	70%	无须调整剂量
匹伐他汀	<4%	78%	中重度肾功能不全及接受血液透析的终末期肾病患者,起始1mg/d,最大2mg/d
氟伐他汀	6%	90%	严重肾功能不全患者慎用40mg/d以上剂量
洛伐他汀	10%	83%	肾功能不全患者应减量
瑞舒伐他汀	10%	90%	重度肾功能损害患者禁用
辛伐他汀	13%	58%	严重肾功能不全患者慎用,起始5mg/d,密切监测
普伐他汀	20%	71%	严重肾损害或既往史患者慎用

-------------------------------- 资料来源 --------------------------------

[1] 药品说明书：瑞舒伐他汀钙片（可定，修改日期：2014. 01. 02）；普伐他汀钠片（美百乐镇，修改日期：2014. 11）；氟伐他汀钠缓释片（来适可，修改日期：2014. 02. 24）；匹伐他汀钙片（力清之，修改日期：2014. 09. 13）；阿托伐他汀钙片（立普妥，修改日期：2014. 12. 29）；辛伐他汀片（舒降脂，修改日期：2014. 08. 26）

[2] Corsini A, Ceska R. Drug-drug interactions with statins: will pitavastatin overcome the statins' Achilles' heel[J]. Curr Med Res Opin，2011，27（8）：1551-1562

十六、药物成分

咨询问题47 周女士听说血脂康中含有洛伐他汀成分,咨询是人工加入?还是天然的?

知识类型 药物成分

知识链接 血脂康胶囊由特制红曲发酵精制而成,含有13种天然monacolin,即monacolin K酸式和酯式以及monacolin L、J、M和X的混合物,是他汀同系物,每粒血脂康胶囊中他汀同系物约有6mg起调脂作用。monacolin K酯式是闭环洛伐他汀,其结构与HMG-CoA还原酶抑制剂洛伐他汀相同,在肝脏转化为开环洛伐他汀发挥作用。不同于其他纯洛伐他汀药物,monacolin K酸式是开环洛伐他汀,是血脂康胶囊发酵的特有成分,可以不经转化直接发挥作用。血脂康胶囊以洛伐他汀为质控标准,每粒胶囊中洛伐他汀含量为2.5mg。血脂康胶囊的发酵产物中含有8%的不饱和脂肪酸(主要为亚油酸、油酸、棕榈酸及硬脂酸等)。

血脂康胶囊富含天然他汀类物质,包括洛伐他汀等13种他汀同系物,大多数成分有调脂活性。动物实验及人体药代动力学研究结果表明,血脂康胶囊对HMG-CoA还原酶活性的抑制作用优于洛伐他汀。血脂康胶囊的多种有效成分使其具有调脂、抗动脉粥样硬化、改善胰岛素抵抗以及可能存在的抑制肿瘤的作用。常用剂量为0.6g,2次/d。可使总胆固醇降低23%,低密度脂蛋白胆固醇降低28.5%,甘油三酯降低36.5%,高密度脂蛋白胆固醇升高19.6%。

问题解答 血脂康中的洛伐他汀是天然成分,不是人工加入的。常用剂量为0.6g,2次/天。可使总胆固醇降低23%,低密度脂蛋白胆固醇降低28.5%,甘油三酯降低36.5%,高密度脂蛋白胆固醇升高19.6%。

-------- 资料来源 --------

[1] 血脂康胶囊临床应用中国专家共识组. 血脂康胶囊临床应用中国专家共识[J]. 中华内科杂志,2009,48(2): 171-174

十七、适应证

咨询问题48 王女士今年50岁,头晕,血压高150/90mmHg,颈动脉超声显示有1个小斑块。医生处方了辛伐他汀,说可吃可不吃,咨询是否需要终身服用?

知识类型 适应证

知识链接 近年来颈动脉超声检查普遍开展,很多患者在健康查体时被发现有颈动脉斑块。存在颈动脉斑块者需要应用他汀类药物治疗吗?这个问题无法一概而论,应结合患者的颈动脉狭窄程度、是否存在心血管病或心血管病危险因素以及低密度脂蛋白胆固醇水平综合考虑。

若颈动脉斑块导致了颈动脉明显狭窄(狭窄≥50%),其处理原则与确诊冠心病或缺血性卒中相同(均属于动脉粥样硬化性心血管疾病),应该立即接受他汀类药物治疗,将低密度脂蛋白胆固醇控制在1.8mmol/L以下。并且多数患者还应考虑接受阿司匹林抗血小板治疗。

若颈动脉斑块未导致明显狭窄(狭窄程度<50%),则需要评估患者是否存在心血管病或其他心血管病危险因素。可有以下几种情况:

1）已确诊冠心病或缺血性卒中,无论颈动脉有无明显狭窄均应立即接受他汀类药物治疗,将低密度脂蛋白胆固醇控制在1.8mmol/L以下;

2）无冠心病和缺血性卒中,但患有糖尿病并伴高血压,也应服用他汀类药物将低密度脂蛋白胆固醇控制在1.8mmol/L以下;

3）患有糖尿病,且低密度脂蛋白胆固醇>2.6mmol/L,需要接受他汀类药物治疗;

4）慢性肾病（Ⅲ期或Ⅳ期）且低密度脂蛋白胆固醇>2.6mmol/L,需要接受他汀类药物治疗;

5）存在高血压或其他危险因素、且低密度脂蛋白胆固醇>3.4mmol/L,建议应用他汀类药物治疗将低密度脂蛋白胆固醇降至<3.4mmol/L。

问题解答 这种情况不能一概而论,需要医生结合多种因素综合判断。建议周女士咨询专科医生。

------ 资料来源 ------

[1] 郭艺芳. 颈动脉斑块需要用他汀治疗吗？ [EB/OL]. http: //news. medlive. cn/all/info-progress/show-73242. html

十八、药物经济学

咨询问题49 张大妈是外地患者,门诊处方他汀类药物均需自费,咨询哪种他汀最便宜?

知识类型 药物经济学

知识链接 看哪种他汀类药物最便宜,不能仅看一盒药的价格和片数,还要综合考虑他汀类药物降低低密度脂蛋白胆固醇的疗效。图9表中列举的是首都医科大学附属北京安贞医院6种他汀原研药物的基本信息。图9横坐标为他汀类药物降低低密度脂蛋白胆固醇的百分比,纵坐标为日均费用(元)。可以发现,当降幅

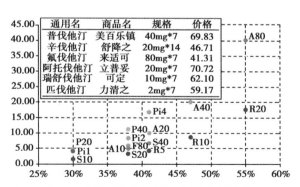

通用名	商品名	规格	价格
普伐他汀	美百乐镇	40mg*7	69.83
辛伐他汀	舒降之	20mg*14	46.71
氟伐他汀	来适可	80mg*7	41.31
阿托伐他汀	立普妥	20mg*7	70.72
瑞舒伐他汀	可定	10mg*7	62.10
匹伐他汀	力清之	2mg*7	59.17

图9 他汀类药物的日均费用-疗效比较

A=阿托伐他汀、R=瑞舒伐他汀、Pi=匹伐他汀、P=普伐他汀、S=辛伐他汀、F=氟伐他汀;字母后数字代表给药剂量(mg)

<40%时,相同疗效下辛伐他汀的日均费用最低;而当降幅>40%时,瑞舒伐他汀的日均费用最低。

问题解答 仅从费用的角度考虑,当低密度脂蛋白胆固醇降幅<40%时,辛伐他汀最便宜;而当低密度脂蛋白胆固醇降幅>40%时,瑞舒伐他汀最便宜。实际选药还需综合考虑药物的疗效和安全性。

-------------------------------- 资料来源 --------------------------------

[1] 首都医科大学附属北京安贞医院药物信息系统

十九、药物信息

咨询问题50 赵大妈的女儿生活在美国,最近给她寄回来一种美国的调脂药,但写的全是英文。咨询能不能吃？怎么吃？

知识类型 药物信息

知识链接 美国FDA(Food and Drug Administration)具有数据查询功能,可以查询"美国有没有这种药、美国药品说明书、美国药品上市时间、美国药品上市资料"等问题。

我国CFDA(China Food and Drug Administration)同样具有数据查询功能,可以查询"是药品还是保健品、是真药还是假药、是原研药还是仿制药"等问题。FDA及CFDA药品查询界面见图10。

问题解答 通过查询FDA数据库,了解是否存在这种药品,并查询药品说明书。

-------------------------------- 资料来源 --------------------------------

[1] FDA网站: http: //www. fda. gov

[2] CFDA网站: http: //www. sfda. gov. cn

图 10　FDA 及 CFDA 药品查询界面

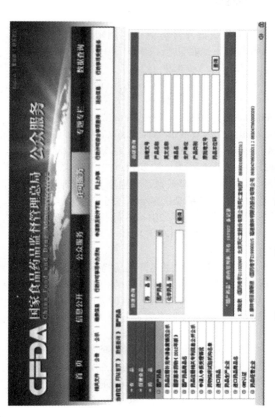

图 10　FDA 及 CFDA 药品查询界面（续）

推荐阅读

1. 中国成人血脂异常防治指南制定联合委员会. 中国成人血脂异常防治指南[J]. 中华心血管病杂志, 2007, 35(5): 390-419

2. Stone NJ, Robinson JG, Lichtenstein AH, et al. 2013 ACC/AHA guideline on the treatment of blood cholesterol to reduce atherosclerotic cardiovascular risk in adults: a report of the American College of Cardiology/American Heart Association task force on practice guidelines[J]. Circulation, 2014, 129: S1-S45

3. 2014年中国胆固醇教育计划血脂异常防治建议专家组, 中华心血管病杂志编辑委员会, 血脂与动脉粥样硬化循证工作组, 等. 2014年中国胆固醇教育计划血脂异常防治专家建议[J]. 中华心血管病杂志, 2014, 42(8): 633-636

4. 血脂异常老年人使用他汀类药物中国专家共识组. 血脂异常老年人使用他汀类药物中国专家共识[J]. 中华内科杂志, 2015, 54(5): 467-477

5. 中国胆固醇教育计划专家委员会, 中国医师协会心血管内科医师分会, 中国老年学学会心脑血管病专业委员会, 等. 选择性胆固醇吸收抑制剂临床应用中国专家共识(2015)[J]. 中华心血管病杂志, 2015, 43(5): 394-398

6. 中华医学会心血管病学分会循证医学评论专家组, 中国老年学学会心脑血管病专业委员会. 甘油三酯增高的血脂异常防治中国专家共识[J]. 中华心血管病杂志, 2011, 39(9): 793-796

7. 他汀类药物安全性评价工作组. 他汀类药物安全性评价专家共识[J]. 中华心血管病杂志, 2014, 42(11): 890-894

12检